MÉTHODE SCHLESINGER

POUR GUÉRIR RADICALEMENT

LES MALADIES DES YEUX.

BORDEAUX. — IMPRIMERIE DE P. COUDERT,
RUE PORTE-DIJEAUX, 83.

MÉTHODE SCHLESINGER.

MALADIES DES YEUX.

GUÉRISON RADICALE,

PAR LE SEUL MOYEN DES VERRES DE LUNETTES,

DE

LA PLUPART DES ALTÉRATIONS DE LA VUE,

COMME AMBLYOPIE AMAUROTIQUE, AMAUROSE (GOUTTE SEREINE), CATARACTE, TACHES DE LA CORNÉE, PANUS, MYOPIE, PRESBYOPIE, STRABISME (LOUCHER), OPHTALMIES RÉTINIÈNES, ETC., ETC.;

INVENTÉE PAR

H. L. SCHLESINGER,

OCULISTE.

PARIS.

J. B. BAILLÈRE. | GERMER BAILLÈRE.

Rue de l'École-de-Médecine.

BORDEAUX.

CHAUMAS-GAYET, LIBRAIRE,

Fossés du Chapeau-Rouge, 34.

—

1842.

1843

INTRODUCTION.

Presque immédiatement après mon retour en France d'un voyage scientifique que j'avais fait en Angleterre et aux États-Unis, je m'adressai, en juin 1840, à l'Académie royale de médecine de Paris : je lui donnai un détail exact des maladies des yeux que je guérissais par le moyen des verres de lunettes, en la priant de nommer une commission pour examiner ma méthode. Les propositions que je lui faisais étaient d'une nature telle, que je devais espérer qu'elle s'empresserait de les accepter. Mais, hélas! je me trompai : je ne reçus aucune réponse, et lorque je m'informai auprès de M. le secrétaire de l'Académie, de la cause de ce silence, il me dit tout court, après avoir examiné son registre, qu'il n'y avait pas de réponse. Je le priai de m'en indiquer le motif; il me répliqua que j'aurais dû m'adresser au ministre du commerce.

Le lendemain, 4 juillet, j'en appelai à l'Académie royale des sciences, en la priant d'examiner ma méthode. Enfin, le 20 août suivant, je lus dans le compte-rendu de ses séances, qu'une commission avait été nommée à cet effet, composée d'un professeur de physique (1) et de M. le professeur Roux. Quinze jours après cette nomination, je me présentai chez MM. les membres de cette commission. Le professeur de physique me déclara que, n'étant pas médecin, il n'était pas apte à juger de ces faits. M. Roux m'offrit de me confier des malades de l'hôpital où il exerçait. Mais, d'une part, ne pouvant accepter une commission composée d'un seul membre ; et, de l'autre, la localité, le régime et les conditions des malades des hôpitaux étant opposés aux règles indispensables à suivre dans mon traitement, je ne pus accepter son offre. De son côté, M. Roux refusa d'examiner des malades que je traitais, et ceux qui se présenteraient.

Malgré les injustices de la part des Académies ; malgré les poursuites judiciaires dont j'ai été l'objet, soit qu'elles aient été faites au vu et au su des Académies royales de médecine, soit qu'elles n'en aient pas eu connaissance, et malgré de nombreux désagrémens que j'ai éprouvés de la part des médecins, je n'ai rien fait imprimer qui eût pu me faire mieux connaître du public ; et je serais resté encore quelques années dans la même position, si la jalousie de mes ennemis n'avait été poussée au point de m'injurier publiquement, et de me traiter avec mépris.

(1) J'ai oublié le nom de ce professeur, et il m'a été impossible de trouver à Bordeaux le compte-rendu des séances de l'Académie des sciences de 1840.

Au mois de septembre de cette année, en examinant le Bulletin médical de Bordeaux, j'y lus une lettre de M. Florent Cunier, de Bruxelles, adressée à M. le professeur Serres, à Montpellier (page 70), et dont je suis l'objet. Depuis, j'ai été instruit qu'elle avait été publiée dans tous les journaux et bulletins médicaux de France.

Je le demande, si quelqu'un a fait une invention, si cette invention, encore dans l'enfance, a été déjà reconnue comme merveilleuse; ajoutons, si l'inventeur a réussi à donner à son invention un développement tel qu'il ne reste rien à désirer; de plus, si l'inventeur a consumé toute sa vie active à se rendre utile à l'humanité; est-ce qu'un tel homme est un charlatan? Est-ce qu'on doit traiter impunément un tel homme avec mépris et dédain?

De plus, au mois de septembre dernier, j'ai lu, dans le compte-rendu de l'Académie royale de médecine, un rapport de M. Thyllaye, concernant une méthode prétendue nouvelle pour le traitement de plusieurs maladies des yeux par le moyen des verres de lunettes, sur un mémoire de M. Fierens (page 89). Nous voulons croire que M. Thyllaye n'a que légèrement examiné ce mémoire; mais, par les explications qu'il donne, nous voyons clairement que M. Fierens n'entend rien à la physique, à l'optique et à l'ophtalmologie.

En écrivant cet ouvrage, j'ai un double but: premièrement, de défendre mon honneur; car, si je suis persuadé de ne pouvoir jamais perdre l'estime des personnes qui me connaissent particulièrement, je dois des explications à celles qui ne me connaissent point et qui sont beaucoup plus nombreuses; secondement, d'empêcher que des charlatans ne fassent un mauvais usage de l'impression que mon invention a produite dans toute la France et dans une grande partie de l'Europe.

J'ai fait tout mon possible pour rendre cet ouvrage intéressant pour la science, utile pour les médecins et instructif pour les personnes atteintes de maladies des yeux.

J'ai donné un détail exact de la propriété et de la qualité des verres de lunettes, au moyen desquelles ils parviennent à produire leurs effets sur les maladies des yeux et sur celles du corps. Ces explications sont toutes nouvelles et très-intéressantes pour la science. Elles sont fondées sur des observations faites et prouvées depuis six à sept ans.

J'ai indiqué à peu près les époques auxquelles ont été inventées les diverses espèces des verres de lunettes, et j'ai fait connaître ce qui m'a mis sur la voie pour parvenir à guérir les différentes maladies des yeux par le moyen des lunettes.

J'ai inséré des certificats authentiques, pour prouver que, premièrement, mon invention date de dix à onze ans, et, secondement, pour que le public puisse être persuadé que je n'ai jamais manqué de guérir, par mon traitement, tous les malades que j'ai soignés.

J'ai cité, avec leurs adresses, un très-grand nombre des personnes que j'ai radicalement guéries, ou dont j'ai amélioré l'état, afin que l'on pût s'assurer de la vérité des faits : au moins les trois quarts d'entre elles appartiennent à la classe élevée de la société.

J'ai prouvé que les accusations contre moi de la part de M. Florent Cunier sont tout à fait contraires à la vérité, non-seulement en citant un grand nombre de personnes que j'ai guéries, et parmi lesquelles s'en trouvent plusieurs qui étaient atteintes de congestion encéphalo-oculaire, de photophobie habituelle la plus prononcée ; mais, en démontrant que presque chaque maladie des yeux, quelque légère quelle soit, est toujours compliquée d'une de ces maladies mentionnées ci-dessus. De plus, j'ai prouvé que jamais, avant moi, personne n'avait guéri aucune des maladies des yeux qui pourraient l'être par le moyen des verres de lunettes.

Ensuite, j'ai démontré physiquement que les prétendues guérisons de M. Florent Cunier sont complètement imaginaires ; et que, si quelqu'un était assez imprudent pour essayer de faire lire un malade avec des verres de deux pouces et demi de foyer, et cela plusieurs fois par jour, ce dernier devrait inévitablement, au bout de quelques jours, se trouver dans l'état le plus déplorable.

J'ai donné place à l'article de M. le professeur Serres, de Montpellier, qui a été inséré dans la *Gazette Médicale* de Paris, pour prouver que ces

Messieurs, tout en reconnaissant le bienfait d'une invention, lorsqu'elle n'a pas été faite par un médecin, en encourageant leurs collègues à l'imiter, pour ne pas mentionner l'inventeur, comme l'a fait M. Florent Cunier, de Bruxelles, aiment mieux faire croire qu'ils n'ont pas eu connaissance qu'une telle invention ait jamais été faite.

Enfin, j'ai prouvé que tout est faux dans ce que dit M. Florent Cunier, tant au sujet de la force du foyer des verres, que sur la manière dont je les emploie.

J'ai fait connaître le rapport de M. Thyllaye concernant un mémoire de M. Fierens, médecin, pour faire montrer au public qu'il ne doit pas se confier légèrement à toute personne qui prétendrait guérir des affections oculaires par le moyen des lunettes, *quel que soit le titre sous lequel il se présente.*

Pour les principales maladies des yeux, j'ai comparé soigneusement les effets de la méthode ancienne à ceux de la nouvelle : j'ai donné, relativement au strabisme et surtout à la myopie, des explications inconnues jusqu'à ce jour, et qui, d'après moi, doivent être très-intéressantes et utiles pour les médecins. J'ai fixé le temps qu'il fallait à peu près pour obtenir une guérison radicale, et cela pour chaque maladie en particulier : enfin, toutes les personnes atteintes d'une maladie des yeux pourront trouver à leur portée les explications nécessaires.

Dans la conclusion, j'ai fait ressortir, premièrement, qu'elle étude il fallait pour parvenir à guérir les affections oculaires au moyen des verres de lunettes ; secondement, qu'il était impossible qu'un traitement pût avoir chance de succès, si le malade ne suivait pas ponctuellement les instructions qui lui sont indiquées.

Je me flatte qu'on reconnaîtra les peines que je me suis données, pour rendre utile ce premier travail, si long-temps et si généralement désiré ; et comme étranger, je compte sur l'indulgence du public, si, par un mot qui ne serait pas à sa place ou s'écarterait de son véritable sens, l'explication ne se présentait pas très-claire, ou s'il m'était échappé quelque faute grammaticale.

QUALITÉS ET PROPRIÉTÉS

DES

VERRES DE LUNETTES.

Les lunettes, qui ont joué un rôle si bas, depuis le moment qu'elles ont été connues, jusqu'à ce jour, elles, qu'on a considérées comme une simple marchandise presque sans valeur, doivent être appréciées comme les héros de tous les remèdes qui nous sont connus pour guérir les maladies des yeux. Nul remède en effet ne possède des qualités aussi sublimes qu'elles; nul remède n'exerce un pouvoir aussi étendu sur les organes humains. L'art les a pourvues de tant de qualités, qu'elles doivent être regardées comme les reines de tous les moyens. Elles sont uniques dans leurs opérations, et ne se laissent remplacer par nul autre moyen.

Depuis long-temps les magnétiseurs emploient des miroirs ronds et bombés pour recevoir les rayons lumineux, et les rejeter sur de grandes boules de cuivre, qui s'emparent de leur électricité magnétique, et la renvoie sur les malades qui sont en rapport avec elles.

Les verres que j'emploie pour les lunettes, produisent le même effet que le verre du miroir, avec la différence que, dans ce dernier, le mercure qui couvre le côté plane, empêche les rayons de traverser; tandis que, dans les premiers, les rayons ne rencontrant aucun obstacle, les traversent et arrivent sur l'œil.

Pour polir les verres de lunettes, je fais employer une substance rouge; et par ce procédé, j'obtiens : 1° que les verres ne soient pas trop brillans; 2° qu'ils soient plus propres à s'emparer du magnétisme électrique.

Les malades, en se servant de lunettes pour lire ou écrire, et les myopes pour voir de loin, éprouvent un air frais qui donne sur l'œil une douce sensation; et cette sensation est presque la même que celle qui est produite par les appareils électriques, dont l'électriseur se sert pour guérir les maladies des yeux, avec la seule différence que l'air qui se fait sentir sur l'œil par le moyen des lunettes, n'est pas aussi violent.

En conséquence, si l'on donne à chaque œil la lumière qui lui manque, il existe en même temps devant chaque œil un magnétisme électrique en raison de la maladie qui est plus ou moins avancée de l'un ou de l'autre côté (1).

Si l'on prend en considération ce qui précède, on concevra facilement que le malade, aussitôt qu'il

(1) Le magnétisme électrique augmente graduellement, à mesure que les verres ont plus de force.

entre dans mon traitement, peut travailler pendant tout le temps qui lui est prescrit, sans éprouver une fatigue quelconque, ou échauffement des yeux.

Le magnétisme électrique entre dans l'intérieur du globe de l'œil, dissout et dissipe les matières qui sont ramassées au dessus et dans son intérieur, et fait ses opérations sur les organes malades.

Ainsi, par le magnétisme électrique, on guérit non seulement les maladies des yeux, mais aussi toutes les maladies du corps qui y ont influence, comme les vénériennes anciennes, les suites de la masturbation, certaines affections du bas-ventre et de l'estomac, les maux de tête (migraines), les scrophules, etc., etc. De plus, avant qu'on puisse guérir les maladies des yeux, il faut que la maladie du corps, qui l'a produite, soit radicalement guérie. Les maux de tête et la photophobie (impossibilité de supporter le jour) ne résistent jamais plus de deux à six jours.

En général, si le malade, après quelques heures de lecture, quitte les lunettes, il éprouve un bien-être dans le corps, et la vue est beaucoup plus claire qu'avant qu'il les ait prises.

Avec les qualités sublimes que les lunettes possèdent, elles ont aussi la mauvaise propriété de devenir bien funestes, si on les emploie sans connaissance. Ceux qui veulent acquérir l'art de guérir par le moyen des lunettes, doivent étudier les qualités et les propriétés de chaque numéro de verres, ainsi que les expressions des yeux, par lesquelles ils se font comprendre aux examinateurs : il faut apprendre à jouer sur eux aussi facilement qu'un habile pianiste sur son piano. Toute personne n'apprendra pas cet art sans une instruction spéciale; et même, par ce chemin, ni en un jour, ni en un an.

MÉTHODE SCHLESINGER

POUR GUÉRIR RADICALEMENT,

PAR LE SEUL MOYEN DES VERR DE LUNETTES,

LA PLUPART DES ALTÉRATIONS DE LA VUE,

COMME AMBLYOPIE AMAUROTIQUE, AMAUROSE (GOUTTE SEREINE), CATARACTE, TACHES DE LA CORNÉE, PANUS CELLULEUX, MYOPIE, PRESBYOPIE, STRABISME (LOUCHER), OPHTALMIES RÉTINIÈNES, ETC., ETC.

Première Partie.

HISTOIRE DES VERRES DE LUNETTES ET ORIGINE DE MON INVENTION.

Les verres de lunettes, inventés par un moine, à Aix-la-Chapelle, dans le XVII.me siècle, sont, depuis lors, employés, soit pour accroître la puissance visuelle de l'œil, soit pour remédier aux divers troubles que l'âge, la maladie, ou toute autre cause apportent dans les fonctions qu'il est destiné à remplir : ils sont généralement bi-convexes ou bi-concaves; les premiers, pour diminuer la divergence des rayons lumineux qui arrivent des objets jusqu'à l'œil, et par conséquent applicables dans la presbytie; les secondes, contre les myopes, produisant un effet diamétralement opposé.

Wolaston, il y a près de vingt ans, crut pouvoir remédier à certains inconvéniens attachés à ces verres, par d'autres qu'il appela périscopiques, ayant une forme bombée d'un côté, et concave de l'autre.

Il en existe, enfin, une autre espèce : ce sont les verres plan-convexes et plan-concaves, dont l'usage a commencé en Allemagne depuis plus de trente ans.

Quant aux verres colorés en vert ou en bleu, ils sont généralement, pour ne pas dire toujours, plus nuisibles qu'avantageux.

Opticien, et par conséquent m'occupant depuis plus de vingt années à accommoder les lunettes aux divers états de la vue, je m'aperçus souvent de leur action nuisible, puisque, chez certaines personnes, il fallait les changer tous les quinze ou vingt jours, tant la vue s'affaiblissait.

Il fut dès-lors prouvé pour moi, que la lumière, en passant à travers les verres, avait une très-grande action sur l'organe de la vue. Ne pourrait-on pas se servir de ces modificateurs des rayons lumineux, comme moyen thérapeutique dans les affections des yeux? C'est ce que je me demandai, et voilà le point d'où partirent mes recherches.

J'étudiai long-temps sur l'œil sain et sur l'œil malade l'action des verres, et, dès l'année 1831, je commençai à obtenir de leur emploi quelques bons résultats sur des myopes et des presbytes ; en 1834, un certificat constatant la guérison complète de plusieurs myopes, me fut délivré par M. Kaverau, directeur de l'Institution royale des Écoles d'orphelins, ainsi que du Séminaire normal de Bunzlau, en Silésie (Prusse).

Insensiblement mes indications devinrent plus précises, et le cercle de mon traitement s'agrandit : je parvins à faire renaître des vues presque complètement perdues, tantôt d'un œil, tantôt des deux yeux ; je guéris des amauroses confirmées, pourvu que le malade fût encore en état de lire de gros caractères avec des verres appropriés à son état ; je détruisis des pannus et des taches sur la cornée transparente, qui avaient résisté à toute espèce de traitement ; j'eus le bonheur de voir des cataractes avancées se dissiper ; je traitai avec succès de très-graves ophtalmies ; je n'exagère pas en portant à six cents le nombre des diverses guérisons plus ou moins complètes que j'ai obtenues depuis lors, en Prusse, à Bruxelles, à Paris, à Strasbourg, à Lyon, à Bordeaux, etc., etc., ce que je puis prouver par mes registres, contenant les noms et les adresses de toutes les personnes soumises à mon traitement, et cela sans qu'une seule de ces personnes ait éprouvé le moindre des prétendus accidens articulés par M. Florent Cunier, dans sa lettre au professeur Serre, de Montpellier.

Ce n'est pas tout que d'avoir dit comment je suis parvenu à obtenir la guérison d'un grand nombre d'altérations de la vue, il faut en donner des preuves; et c'est ce que je vais faire d'une manière irrécusable, non seulement par des faits ayant toute l'authenticité désirable, mais encore en invoquant le témoignage de la presse médicale elle-même.

CERTIFICATS AUTHENTIQUES

Apportés de Prusse.

TRADUIT DE L'ALLEMAND.

Certificat et Recommandation.

M. l'opticien Schlesinger, de Lissa, en Pologne, a exercé avec un succès distingué, depuis dix-huit mois, sa méthode de rendre, par des lunettes organisées pour ce but, l'usage libre et sans difficulté de la vue sur des élèves de notre institution des écoles d'orphelins, petites écoles et écoles gratuites qui y sont attachées. Pendant ce temps, il a rendu l'entière faculté de la vue à neuf enfans qui furent remis à ses soins et les a complètement guéris de leur myopie. Les bons effets de son traitement furent si distingués et si étonnans, qu'il a même amené des enfans dont le rayon visuel ne s'étendait qu'à deux pouces, au point qu'ils peuvent, sans difficulté, lire dans l'étendue du bras ouvert, et qu'ils peuvent voir distinctement des objets éloignés, etc.; et chez quelques enfans, qu'il traite encore, les résultats les plus satisfaisans se font voir; avec cela, il a non seulement traité sans rétributions les enfans orphelins et ceux des écoles de pauvres, mais il leur a aussi donné gratuitement les nombreuses lunettes nécessaires à la guérison. Il a vendu aussi à plusieurs membres de notre institution des lunettes qui leur ont essentiellement amélioré la vue.

M. Schlesinger, désirant maintenant aller à Breslau, pour achever de se former dans les Académies qui s'y trouvent, sur la science de l'oculiste, je me sens porté, ainsi que mes collègues, à lui délivrer cette attestation d'après notre conscience et les obligations de notre charge, et à le recommander, de la manière la plus expresse, à toutes les autorités compétentes, et aux hommes qui pourraient être favorables à sa mission si utile à l'humanité, comme un homme dont les talens se sont confirmés chez nous, où il les a exercés d'une manière si nombreuse et si distinguée, et prier que ses souhaits d'augmenter ses connaissances à l'égard de la science de l'oculiste puissent être remplis.

Pour les guérisons si satisfaisantes et si nombreuses qu'il a faites chez nous, je lui offre, par le présent, au nom de notre institution, les remercîmens les plus sincères.

Bunzlau, le vingt-six septembre mil huit cent trente-quatre.

Le Directeur de l'Institution royale des écoles d'orphelins et des petites écoles, ainsi que du Séminaire, *(Signé)* KAVERAU.

Je soussigné, Ch. Hasenfeld, interprète, traducteur-juré, assermenté pour les langues européennes, certifie que ce qui précède est conforme à l'original qui m'a été présenté, et que j'ai rendu, après l'avoir signé, *ne varietur*. En foi de quoi, j'ai signé le présent, à Paris, le cinq décembre mil huit cent quarante. HASENFELD.

Vu par nous, Maire du second arrondissement, à Paris, pour légalisation de la signature de M. Hasenfeld, interprète, traducteur juré, apposée ci-dessus.

Paris, le

TRADUIT DE L'ALLEMAND.

Le ministère, sur votre mémoire du neuf du mois dernier, est disposé à vous soutenir de toutes ses forces, si, vous voulez vous rendre ici pour faire des essais de votre méthode pour guérir les myopes, et, si votre méthode se confirmait, en effet, à vous obtenir de S. M., pour la communication de cette méthode, un dédommagement convenable. Seulement le ministère ne peut pas s'engager à vous appeler ici aux frais de l'état ou à vous adresser des malades qui aient les infirmités auxquelles les essais que vous proposez soient applicables. Ces derniers ne peuvent cependant pas manquer ici ni dans les hôpitaux, ni dans les institutions.

Il vous est laissé de vous rendre ici à un certain temps déterminé par vous, et à vous adresser, pour le reste, à M. le docteur Rust, président.

La pièce ajoutée à votre Mémoire, vous la recevez ci-jointe de retour.

Le Ministère des affaires ecclésiastiques, de l'instruction publique et de la médecine,

(Signé) VON ALTENSTEIN.

A M. Schlesinger, oculiste à Gleivitz, Cercle de la régence d'Oppeln, à l'hôtel de l'Aigle Noir.

Je, soussigné, Ch. Hasenfeld, interprète, traducteur-juré, assermenté pour les langues européennes, certifie que ce qui est dessus est conforme à l'original qui m'a été confié, et que j'ai rendu, après l'avoir signé, *ne varietur*. En foi de quoi, j'ai signé le présent, à Paris, le cinq décembre mil huit cent quarante.

HASENFELD.

Vu par nous, Maire du second arrondissement, à Paris, pour légalisation de la signature de M. Hasenfeld, interprète, traducteur-juré, apposée ci-dessus.

Paris, le

TRADUIT DE L'ALLEMAND.

M. l'opticien Schlesinger, de Lissa, en Pologne, a, depuis le milieu de janvier de cette année jusqu'à ce moment, guéri de myopie et de faiblesse de la vue, par l'emploi bien appliqué de lunettes à cet effet et toutes particulières, quatorze élèves de l'École royale des Cadets de cette ville. Pour résultat de ce traitement de cinq mois, on a obtenu qu'en général l'étendue de la vue a gagné de quatre pouces, quant à ce qui est de voir et de reconnaître distinctement et facilement tous les objets petits et proches, eomme, par exemple, la lecture de petits caractères imprimés, et que l'étendue de vue a gagné de trois cents pieds au moins pour saisir rapidement des objets plus grands et éloignés. Le succès a été particulièrement favorable chez trois élèves dont l'étendue de vue s'est améliorée d'au moins huit à dix pouces pour des objets proches et très-petits et pour la lecture des caractères d'une très-petite impression, par le traitement de M. Schlesinger; et chez un de ces trois derniers, il a guéri en même temps un strabisme ancien.

Répondant au désir de M. Schlesinger, j'éprouve un sensible plaisir de pouvoir lui donner, avant son départ pour Paris, ce témoignage conforme à la vérité. Berlin, le vingt-cinq juin mil huit cent trente-six.

Le Major général, commandant tout l'Institut des Cadets. (L. S.) *(Signé)* Von BELOW.

Je soussigné, Ch. Hasenfeld, interprète, traducteur-juré, assermenté pour les langues enropéennes, certifie que ce qui précède est conforme à l'original qui m'a été confié, et que j'ai rendu après l'avoir signé, *ne varietur*. En foi de quoi, j'ai signé le présent, à Paris, le cinq décembre mil huit cent quarante.

HASENFELD.

Vu par nous, Maire du second arrondissement, à Paris, pour légalisation de la signature de M. Hasenfeld, interprète, traducteur-juré, apposée ci-dessus.

Paris, le

Avis par reconnaissance.

Dans notre institution se trouve, depuis six ans, un enfant de douze ans et demi, Gustave Werthmiller, qui souffrait, depuis sa naissance, d'un vacillement fort et précipité des deux prunelles, et non seulement une forte irritabilité y était attachée, mais aussi l'impossibilité de fixer un objet quelconque; avec cela, l'œil droit voyait fort peu, et nullement de loin; le gauche n'avait qu'une lueur.

M. H. L. Schlesinger, opticien, Gaegerstrasse, n.° 16, traita cet enfant, pendant cinq mois, et seulement par des lunettes organisées pour cet usage. Dans cet espace de temps, ses yeux se sont tellement améliorés, que la prunelle droite est tout-à-fait assurée, que la gauche seule vacille encore, et que l'enfant, dans l'éloignement de quatre pieds, peut lire facilement, et qu'il peut aussi fixer la plus grande distance clairement et exactement. La force visuelle de Gustave Werthmiller, depuis qu'il a cessé le traitement, a considérablement augmenté.

M. H. L. Schlesinger a refusé toute gratification de ses peines; c'est pourquoi nous nous sentons dans l'obligation de lui exprimer publiquement nos remercîmens sincères pour ses véritables secours.

Berlin, le quatorze mars mil huit cent trente-six.

Les Administrateurs réunis de l'Institut Wadzeok.

(Cet avis est extrait d'un journal hebdomadaire de Berlin, n.° 29, samedi, le 16 juillet 1836.)

Je soussigné, Ch. Hasenfeld, interprète, traducteur-juré, assermenté pour les langues européennes, certifie que ce qui précède est conforme à l'original qui m'a été confié, et que j'ai rendu après l'avoir signé, *ne varietur*. En foi de quoi, j'ai signé le présent, à Paris, le cinq décembre mil huit cent quarante.

HASENFELD.

Vu par nous, Maire du second arrondissement, à Paris, pour légalisation de la signature apposée ci-dessus, de M. Ch. Hasenfeld, traducteur-juré.

Paris, le

Je certifie, par le présent, à M. H. L. Schlesinger, opticien, sur sa demande, que depuis le premier novembre mil huit cent trente-cinq, jusqu'au dix avril mil huit cent trente-six, il a donné ses soins à mon fils Charles, actuellement âgé de dix-sept ans, pour une myopie qu'il avait, et a amené l'étendue de sa vue qui n'était que de treize pouces a un étendue de vue de vingt-cinq pouces, pour lire un imprimé en caractères ordinaires ; de sorte qu'il peut maintenant voir et fixer de plus grands objets à un éloignement beaucoup plus considérable clairement et distinctement.

En même temps, il m'est très-agréable de déclarer, que la vue de mon fils, depuis qu'il a quitté le traitement de M. Schlesinger, s'est, non seulement conservée toujours bonne proportionnellement, mais qu'elle a bien plus augmenté en force, de sorte que moi et mon fils sommes redevables à M. Schlesinger de notre entière gratitude pour la juste application et l'heureux succès de sa méthode curative.

Berlin, le dix-sept septembre mil huit cent trente-six.

(L. S.) *(Signé)* G. F. KHUIN I.er, *Conseiller royal.*

Je soussigné, Ch. Hasenfefd, interprète, traducteur-juré, assermenté pour les langues européennes, certifie que ce qui précède est conforme à l'original qui m'a été confié, et que j'ai rendu après l'avoir signé. En foi de quoi, j'ai signé le présent, à Paris, le cinq décembre mil huit cent quarante.

HASENFELD.

Vu par nous, Maire du second arrondissement, à Paris, pour légalisation de la signature de M. Hasenfeld, interprète, traducteur-juré, apposée ci-dessus.

Paris, le

Depuis plusieurs années, je souffrais d'une faiblesse de vue considérable, qui me rendait pénibles, quelquefois impossibles, les ouvrages d'application à la lumière. M. l'opticien Schlesinger m'a rétabli à tel point, que je puis, même à la lumière, travailler sans difficulté à des travaux d'application, et surtout ma vue a considérablement gagné en fixité et en assurance.

Un pauvre enfant de ma commune, qui, à cause de la faiblesse de sa vue, ne pouvait apprendre aucun état, et qui, déjà avait été abandonné par deux célèbres médecins de Berlin, M. le professeur Gungkon et M. le professeur Kranischfeld, fut si bien rétabli dans peu de temps par M. Schlesinger, qui, par humanité, s'était chargé du traitement de ce jeune garçon, de manière qu'il conçut l'espoir de pouvoir apprendre un métier. Malheureusement, le traitement dut être interrompu par une épilepsie, amenée par d'autres causes, et le traitement n'a pu jusqu'à présent être recommencé. Cependant les bons résultats déjà obtenus se sont maintenus jusqu'ici après six mois.

C'est ce que j'atteste, conformément à la vérité, à M. l'opticien Schlesinger, et je souhaite que son invention, si recommandable par sa simplicité et sa bonté, qui a été suffisamment éprouvée par d'abondantes expériences, soit reconnue généralement, trouve des protecteurs et de l'intérêt, et qu'elle ne soit pas enlevée à la patrie.

Berlin, le quatorze septembre mil huit cent trente-six.

(L. S.) *(Signé)* R. PALMIÉ, *Prédicateur à la commune française de Sainte-Dorothée, en cette ville.*

Je soussigné, Ch. Hasenfeld, interprète, traducteur-juré, assermenté pour les langues européennes, certifie que ce qui est dessus est conforme à l'original qui m'a été confié et que j'ai rendu après l'avoir signé, *ne varietur*. En foi de quoi, j'ai signé le présent, à Paris, le cinq décembre mil huit cent quarante.

HASENFELD.

Vu par nous, Maire du second arrondissement, à Paris, pour légalisation de la signature de M. Hasenfeld, interprète, traducteur-juré, opposée ci-dessus.

Paris, le

TRADUIT DE L'ALLEMAND.

Lettre de M. Boetticher, premier président du tribunal de première instance de Stettin.

Très-honorable Monsieur,

J'ai l'honneur de vous présenter mes plus affectionnés remercîmens pour la satisfaisante nouvelle de la guérison heureusement terminée de mon fils Charles; je me sens redevable envers vous de la plus grande reconnaissance pour les bons résultats dont vous me faites mention et que j'aurai le bonheur d'apercevoir moi-même au retour de mon fils dans quelques semaines, et j'ai chargé mon frère de vous exprimer, mon estimable Monsieur, ma reconnaissance. Puisse le mérite que vous vous êtes acquis par votre découverte, être généralement reconnu, et puissiez-vous réussir à vaincre par les plus favorables succès que l'on soit redevable à vos efforts, les obstacles qui se placent sur votre passage.

J'ai l'honneur d'être avec la plus grande considération, etc....

(Signé) BOETTICHER.

Stettin, le vingt septembre mil huit cent trente-cinq.

Je soussigné, Ch. Hasenfeld, interprète, traducteur-juré, assermenté pour les langues européennes, certifie que ce qui est dessus est conforme à l'original qui m'a été confié et que j'ai rendu après l'avoir signé, *ne varietur*. En foi de quoi, j'ai signé le présent, à Paris, le cinq décembre mil huit cent quarante. HASENFELD.

Vu par nous, Maire du second arrondissement, à Paris, pour légalisation de la signature de M. Hasenfeld, interprète, traducteur-juré, apposée ci-dessus.

Paris, le

TRADUIT DE L'ALLEMAND.

Lettre de M. Kœnig, ancien négociant.

Je vous présente, Monsieur, mes remercîmens les plus sincères, avec le sentiment le plus touché d'un cœur paternel rendu heureux par vous. Si un hasard des plus heureux ne m'eût pas procuré votre estimable connaissance par la bienveillante recommandation de mon digne ami, M. Blanck, mon fils bien-aimé eût dû encore long-temps souffrir d'un mal d'yeux qui le privait de toute activité.

Agréez, l'assurance de ma considération distinguée, et de celle de ma chère épouse, vous qui réunissez à votre art inestimable l'expression des plus nobles sentimens, d'une modestie et d'un désintéressement qui honorent votre caractère. Puisse la providence vous conserver bien long-temps encore pour le bonheur de l'humanité souffrante, et vous donner en partage le sort le plus heureux sous tous les égards.

Ce sera pour moi bien précieux de vivre toujours dans votre bienveillante mémoire.

Avec la plus grande considération, etc...

Dantzig, le vingt-neuf mars mil huit cent trente-six. (*Signé*) J. C. KOENIG.

Je soussigné, Ch. Hasenfeld, interprète, traducteur-juré, assermenté pour les langues européennes, certifie que cette traduction est conforme à l'original qui m'a été présenté, et que j'ai rendu, après l'avoir signé, *ne varietur*. En foi de quoi, j'ai signé le présent, à Paris, le cinq décembre mil huit cent quarante. HASENFELD.

Vu par nous, Maire du second arrondissement, à Paris, pour légalisation de la signature de M. Hasenfeld, interprète, traducteur juré, apposée ci-dessus.

Paris le.....

A ces preuves, dont on ne peut pas contester la vérité, et dont l'une date de l'année 1834, je vais ajouter un certain nombre de celles qui m'ont été fournies par ma clientelle, à Bruxelles, pendant les années 1838 et 1839 ; à Paris en 1840, à Strasbourg en 1841, à Lyon en 1841 et 1842, et à Bordeaux depuis le 29 août 1842. Les guérisons obtenues dans cette dernière ville, seront consignées à la fin de toutes ces preuves.

AMAUROSE

COMPLIQUÉE DE MYOPIE (VUE COURTE).

OBSERVATION 1.

M. le docteur Anselme, de Bruxelles, âgé de 28 ans, myope, était atteint d'une amaurose si avancée, que, depuis quatre années, il ne pouvait plus lire quelques minutes de suite, sans éprouver une fatigue telle, que la vue se troublait complètement. Au bout de trois mois de traitement, il lisait très-bien sans lunettes.

OBSERVATION 2.

Mademoiselle Convert, âgée de 23 ans, marchande mercière, rue Clermont, n.° 38, à Lyon, (même état que le précédent, mais moins avancé), guérie en quatre semaines.

OBSERVATION 3.

M. Barjon, âgé de 63 ans, rentier, place Montazet, 1, Lyon, ne voyait presque plus de l'œil droit, et très-peu de l'œil gauche : il fut guéri en deux mois, au point de lire très-bien des deux yeux.

OBSERVATION 4.

Madame de Loupé, âgée de 38 ans, propriétaire, à Nuits (Côte-d'Or), était dans le même état que Mademoiselle Convert; elle souffrait, de plus, de violens maux de tète; elle fut guérie de ces deux affections en un mois.

OBSERVATION 5.

M Charnet, âgé de 14 ans, fils d'un propriétaire, à Lantignié, près Beaujeu, se trouvait très-myope et presque complètement amaurotique : il fut guéri, après trois mois, de l'amaurose, et sa vue avait gagné plus du double en distance.

OBSERVATION 6.

M. Dulac, avoué à Villefranche, âgé de 44 ans, avait l'œil gauche strabique-convergent (l'œil tourné en dedans) par suite d'amaurose complète de ce côté, et la vue, de l'œil droit était très-faible et courte; il souffrait en même temps de maux de tête très-violens et d'une maladie du corps très-grave. Après deux mois du traitement, le strabisme avait disparu, et M. Dulac était parfaitement bien guéri des maux de tête et de la maladie du corps; il lisait très-bien de près de l'œil droit, et avec l'œil gauche, il pouvait distinguer les objets de grosse dimension.

OBSERVATION 7.

M. Richard, fils de M. Richard, peintre, âgé

de 27 ans, rue des Augustins, 10, à Lyon, était atteint de myopie et d'amaurose avec diplopie : il fut guéri parfaitement en un mois des deux dernières affetions, et la vue s'était allongée de plus du double.

OBSERVATION 8.

M. Fontaines, avocat à Bench (Belgique), âgé de 42 ans, amaurotique des deux yeux et myope, fut guéri en six semaines

OBSERVATION 9.

M. Williams, âgé de soixante-deux ans, rentier, à Bench (Belgique), même état que le précédent, a été guéri en six semaines.

OBSERVATION 10.

Madame veuve Verauneman, âgée de 45 ans, rentière, à Bruxelles, même état que le précédent, mais accompagné de violens maux de tête, fut guérie en trois mois de ses deux affections.

OBSERVATION 11.

M. Ghislain d'Ecré, Belgique, âgé de 40 ans, prêtre, avait l'œil gauche très-saillant et presque complètement amaurotique, et l'œil droit très-faible : il a été guéri des deux yeux en un mois.

OBSERVATION 12.

M. Pezzellon, âgé de 36 ans, rue Coquenard, 26, à Paris, amaurose très-avancée des deux yeux, guéri en deux mois.

OBSERVATION 13.

Madame Monterrad, belle-sœur de M. Monterrad, place de la Feuillée, 1, à Lyon (même état que M. Williams), guérie en un mois.

OBSERVATION 14.

M. Pérai aîné, âgé de 68 ans, ancien négociant, et maintenant dans l'hospice de Larochefoucault, à Paris, en lisant dans un jardin perdit tout-à-coup la vue de l'œil droit : le gauche, au bout de huit jours, fut atteint d'une amaurose si avancée qu'il ne pouvait presque pas se conduire seul ; guéri parfaitement de l'œil gauche en deux mois.

OBSERVATION 15.

Madame Blanck, femme d'un architecte, rue de la Fontaine, 6, à Strasbourg, âgée de 23 ans, myope dès sa plus tendre enfance, avait depuis longtemps une telle faiblesse de la vue, qu'elle ne pouvait se livrer à aucun travail, elle fut guérie, au bout de trois mois, de la faiblesse de sa vue.

OBSERVATION 16.

M. Orsat, ancien fabricant à Caluire, commune de Lyon, amaurotique des deux yeux, guéri en un mois.

OBSERVATION 17.

M. François Orsat, son frère, dans la même demeure, même état que le précédent, guéri en un mois.

OBSERVATION 18.

Mademoiselle de Ruffieu, professeur dans une pension de demoiselles, place Fourrière, 1, à Lyon, avait une amaurose presque complète de l'œil gauche, et l'œil droit très-faible, elle souffrait en même temps d'une cephalalgie (migraine très-violente), guérie en six semaines de toutes ses affections, au point de pouvoir lire des deux yeux.

OBSERVATION 19.

M. Chevalier, âgé de 36 ans, agent d'affaires, à Lyon, rue Saint-Jean, 40, amaurotique de deux yeux avec complication de hemeralopie (presque aveugle au tombant du jour), a été guéri en deux mois.

AMAUROSE (Goutte Sereine),

AVEC PRESBYOPIE (VUE FAIBLE).

OBSERVATION 20.

Mademoiselle Vestrat, âgée de 32 ans, sœur du médecin Vestrat, et demeurant avec lui à Bruxelles, était atteinte depuis trois années d'un amaurose presque complète des deux yeux; après quatre mois de traitement, elle pouvait parfaitement lire des deux yeux sans lunettes.

OBSERVATION 21.

M. Goethals, général, âgé de 56 ans, demeurant à Bruxelles, amaurotique de deux yeux, guéri au bout de deux mois.

OBSERVATION 22.

M. Stevens, âgé de 22 ans, rue de la Fiancée, 45,

à Bruxelles, fils d'un ancien négociant, était amaurotique et presque complètement aveugle de l'œil droit, ne pouvait lire de l'œil gauche avec les premières lunettes que des caractères de quatre à cinq centimètres de hauteur, guéri parfaitement bien des deux yeux en six mois, au point de lire très-bien à l'œil nu.

OBSERVATION 23.

Madame Stevens, mère, amaurotique des deux yeux, sujette à de violens maux de tête, guérie en trois mois de ces deux affections.

OBSERVATION 24.

M. Adolphe Clays, sous-officier, âgé de 26 ans, domicilié à Bruxelles, amaurotique des deux yeux, fut guéri au bout de sept mois.

OBSERVATION 25.

Madame Put, âgée de 52 ans, demeurant Marché aux Fromages, 22, à Bruxelles, fabricant en pelleterie, était amaurotique de l'œil droit et la vue de l'œil gauche était très-faible, guérie des deux yeux en deux mois.

OBSERVATION 26.

M. Bruynserade, âgé de 42 ans, négociant, rue Salles, 1507, à Anvers, amaurotique des deux yeux, guéri en trois mois.

OBSERVATION 27.

M. Wamwans, âgé de 50 ans, colonel d'artillerie de la garde nationale, à Bruxelles, rue du Cerf, 8, amaurotique des deux yeux, guéri en quatre mois au point de lire à l'œil nu.

OBSERVATION 28.

Madame Debrabandère, âgée de 61 ans, rentière, à Bruxelles, amaurotique des deux yeux, guérie au bout de trois mois.

OBSERVATION 29.

Madame Jouenne, âgée de 26 ans, tenant un cabinet de lecture à Bruxelles, rue des Arexiennes, n.° 18, était atteinte depuis six ans d'une amaurose complète de l'œil gauche, et d'une amaurose très-avancée de l'œil droit, accompagnée d'une maladie du corps très-grave, elle fut guérie parfaitement bien de toutes ses affections en sept mois, au point de lire des deux yeux à l'œil nu.

OBSERVATION 30.

M. le comte de Nieuport, âgé de 44 ans, colonel d'infanterie, à Bruxelles, amaurose complète de l'œil gauche, et amaurose très-avancée de l'œil droit, guéri de ce dernier au bout de deux mois.

OBSERVATION 31.

Madame Dupont, propriétaire, à Teit, en Belgique, âgée de 61 ans, amaurose ancienne des deux yeux, guérie au bout de deux mois.

OBSERVATION 32.

M. D'Hont, âgé de 14 ans, fils d'un agent d'affaires, de Tournay, en Belgique, rue Saint-Martin, 55, atteint d'une amaurose presque complète des deux yeux, accompagnée de héméralopie (presque aveugle au tombant du jour), guéri parfaitement après sept mois, de toutes ses affections au point de lire très-bien à l'œil nu.

OBSERVATION 33.

M. Kniffe, rentier, âgé de 84 ans, domicilié à Bruxelles; amblyobique amaurotique des deux yeux, guéri en 23 jours.

OBSERVATION 34.

M. Tissot, rentier, âgé de 40 ans, rue de la Coute, 13, à Paris, amaurotique des deux yeux, au point de ne pouvoir sortir seul dans les rues, depuis plusieurs années, était parvenu, au bout de deux mois, à lire et à ne pas craindre d'aller seul dans les rues, lorsqu'il a été forcé d'interrompre le traitement.

OBSERVATION 35.

M. Delaisse, horloger, âgé de 56 ans, rue de Pologne, 2, à Paris; presque complètement amaurotique de l'œil gauche, avec une amaurose moins avancée de l'œil droit, guéri des deux yeux en deux mois.

OBSERVATION 36.

M. Fuchs, âgé de 58 ans, pharmacien à Molchaim, près de Strasbourg, et qui m'avait été adressé par M. le professeur Steiber, à Strasbourg, avait l'œil droit complètement amaurotique, et le gauche faible, guéri au bout de trois mois au point de pouvoir lire des deux yeux.

OBSERVATION 37.

M. de Saint-Victor, âgé de 64 ans, propriétaire, demeurant à Lyon, rue du Perra, 12, homme d'une très-forte constitution, d'un tempérament sanguin, éprouvait une chaleur si forte à la tête et à la figure, qu'elle était très-sensible à la main, mise à un pouce de ces parties. Lorsqu'il prenait ses repas, cette chaleur augmentait au point de devenir insupportable; il était de plus atteint de deux amauroses; celle de l'œil droit datant de sept à huit ans, était complète, il ne distinguait pas le jour des ténèbres; celle de l'œil gauche était moins avancée, cependant il ne pouvait aller dans les rues sans guide. Avec les premières lunettes il ne pouvait distinguer que des syllabes; au bout de trois mois, lorsque je quittai Lyon, il pouvait distinguer de l'œil droit les objets de grande dimension; il lisait assez bien de l'œil gauche, il ne souffrait plus de chaleur ni de maux de tête, il sortait seul et voyait très-bien les objets même éloignés.

OBSERVATION 38.

M. Maurrat Darrat, portier, âgé de 32 ans, demeurant à Lyon, rue de Savoie, 3, amaurose complète de l'œil gauche, accompagnée d'un strabisme divergent (œil tourné en dehors) et amaurose très-avancée de l'œil droit : il avait aussi des maux de tête très-violens; au bout de trois mois il était guéri parfaitement de tous ces maux : il pouvait très-bien lire à l'œil nu des deux yeux.

OBSERVATION 39.

M. Monterrad, ancien négociant, âgé de 72 ans, place de la Feuillée, 1, à Lyon, amaurotique des deux yeux, guéri en six mois.

OBSERVATION 40.

M. Cuillard, âgé de 39 ans, notaire à Villeurbanne, près de Lyon, amaurose complète de l'œil gauche, guéri en trois mois.

OBSERVATION 41.

Mademoiselle Forest, âgée de 25 ans, demeurant à Lyon, rue Saint-Georges, 104, presque complètement aveugle des deux yeux depuis huit ans, guérie en huit mois au point de pouvoir lire des deux yeux.

OBSERVATION 42.

Madame Orlié, couturière, âgée de 50 ans, domiciliée à Lyon, rue du Bœuf, 6, amaurose complète de l'œil droit, amaurose très-avancée de l'œil gauche. Lorsqu'elle se présenta chez moi, elle ne pouvait presque plus se conduire seule dans la rue; elle fut guérie parfaitement de l'œil gauche, et avec l'œil droit elle pouvait distinguer les objets de grosse dimension.

OBSERVATION 43.

M. Roudier, teneur de livres, âgé de 61 ans, demeurant à Lyon, rue Bas-d'Argent, 8, amaurotique des deux yeux, guéri en trois mois au point de lire à l'œil nu.

OBSERVATION 44.

Madame Nevière, professeur de langues, âgée de 55 ans, rue Grenette, 47, à Lyon, amaurotique des deux yeux, guérie en trois mois.

OBSERVATION 45.

M. Vernier, ancien négociant, Porte Saint-Clair, 17, à Lyon, amaurotique de deux yeux depuis plusieurs années, guéri en trois mois.

OBSERVATION 46.

M. Davarlon, âgé de 31 ans, frère du pharmacien de ce nom, tous deux à Lyon, amaurotique des deux yeux, guéri en huit mois au point de lire à l'oeil nu.

OBSERVATION 47.

M. de Carcassonne, rentier, âgé de 60 ans, à Savoie (Bouches-du-Rhône), amaurotique des deux yeux, guéri en deux mois.

OBSERVATION 48.

M. Blanchot, teneur de livres, âgé de 44 ans, rue de Garat, 2, à Lyon, amaurotique des deux yeux, guéri en cinq mois.

OBSERVATION 49.

M. Hoeth, âgé de 60 ans, peintre, à Lyon, amaurose très-avancée des deux yeux depuis sept ans, guéri en trois mois.

OBSERVATION 50.

M. Roch, teneur de livres, âgé de 44 ans, rue de l'Argile, 1, à Lyon, amaurotique des deux yeux, guéri en trois mois.

OBSERVATION 51.

Madame Simonet, femme d'un agent d'affaires, âgée de 43 ans, rue de Garat, 2, à Lyon, amaurotique des deux yeux, guérie en quatre mois.

OBSERVATION 52.

M. Boulinge, teneur de livres, âgé de 54 ans, rue des Bouchers, 20, à Lyon, amaurotique des deux yeux, avec de violens maux de tête, guéri en deux mois de ces deux affections.

OBSERVATION 53.

Madame Coignet, épicière-droguiste, âgée de 26 ans, à Saint-Etienne, amaurose très-avancée des deux yeux ; lorsqu'elle se présenta chez moi, elle ne pouvait presque plus se conduire seule dans la rue, elle fut guérie parfaitement bien en dix semaines.

OBSERVATION 54.

Madame Monnet, âgée de 29 ans, épicière-droguiste, rue de l'Enfant qui pisse, 4, à Lyon, amaurose presque complète de l'œil droit et l'œil gauche amaurotique, accompagnée de violens maux de tête, guérie parfaitement bien de toutes ses affections en un mois.

OBSERVATION 55.

Madame Bernaulaine, âgée de 48 ans, marchande à Saigneau, rue des Forges, 55, commune de Lyon, amaurotique des deux yeux, guérie en trois mois.

OBSERVATION 56.

Madame Monnerey, âgée de 61 ans, de Villefranche, femme d'un négociant, amaurotique des deux yeux, était très-bien après un mois de traitement qui fut interrompu.

OBSERVATION 57.

M. Henri Laserve, auteur, âgé de 25 ans, rue de l'Annonciade, 15, à Lyon, amaurose très-avancée des deux yeux, guéri en trois mois au point de lire à l'œil nu.

OBSERVATION 58.

M. Perret père, négociant, rue des Bouchers, 11, à Lyon, amaurotique des deux yeux, guéri en trois mois.

OBSERVATION 59.

Madame Gilmont de Sneufe (Belgique), amaurotique des deux yeux, guérie en deux mois.

OBSERVATION 60.

M. Fournier père, âgé de 62 ans, rue Cadet, 7, à Paris, tempérament phlétorique, sujet à de fréquens éblouissemens et à de violens maux de tête (migraines), amaurotique depuis plusieurs années des deux yeux, guéri en deux mois de toutes ses affections.

OBSERVATION 61.

M. Antoine de Jouffrey, âgé de 40 ans, rue du Bac, 53, à Paris, amaurose ancienne des deux yeux, guéri en un mois.

OBSERVATION 62.

M. Palain, âgé de 64 ans, rue Bas-d'Argent, 20, à Lyon, amaurose très-avancée des deux yeux, guéri en six mois.

FAIBLESSE EXTRÊME DE LA VUE,

RENDANT IMPOSSIBLE LA MOINDRE OCCUPATION;

Lassitude de la vue, d'après M. Bonnet, chirurgien-major de l'Hôtel-Dieu de Lyon.

OBSERVATION 63.

La sœur Pelletier, de l'Hôtel-Dieu à Lyon, âgée de 26 ans, fut opérée inutilement, pour une pareille affection, par M. Bonnet, comme il en rapporte l'observation dans son ouvrage sur les *Sections Tendineuses*, page 293; s'étant soumise à mon traitement, elle fut parfaitement guérie au bout de quatre mois.

OBSERVATION 64.

Mademoiselle de Pouque, âgée de 31 ans, à Bruxelles, forte lassitude de la vue très-ancienne, guérie en trois mois.

OBSERVATION 65.

M. Ochard, âgé de 45 ans, caissier, faubourg Montmartre, 19, à Paris, ne pouvait presque plus travailler, tant sa vue était devenue faible et susceptible de se fatiguer, il fut complètement guéri au bout de trois mois.

OBSERVATION 66.

M. Gonon, âgé de 23 ans, commis-négociant, rue Désirée, 1, à Lyon, amaurose presque complète de l'œil gauche, forte lassitude de l'œil droit, guéri au bout de trois mois des deux yeux, au point de lireparfaitement bien sans lunettes.

OBSERVATION 67.

Mademoiselle Dabry, âgée de 25 ans, place Bellecourt, 1, à Lyon, fille d'un médecin, forte lassitude de la vue des deux yeux compliquée d'une amaurose; grande amélioration au bout de six semaines, lorsque je suis parti de Lyon.

PHOTOPHOBIE CONGÉNITALE,

OU IMPOSSIBILITÉ DE VOIR LE JOUR,

Avec affaiblissement de la vue.

OBSERVATION 68.

Mademoiselle Thérèse Styr, âgée de 20 ans, fille d'un conseiller du ministre du commerce à Berlin, Krausen Strasse, 17, n'avait jamais pu fixer la moindre lumière. Son père, pour lui apprendre à lire, eut l'heureuse idée de se procurer des caractères d'imprimerie de 6 à 7 centimètres de hauteur, avec lesquels il composait des phrases. Par ce moyen elle pouvait lire, mais seulement dans un endroit presque complètement obscur. Elle ne sortait de chez elle que la figure couverte d'un voile plié en trois ou quatre doubles, et il fallait la conduire par le bras. Elle jouissait d'une assez bonne santé, quoique faible et délicate.

Je commençai le traitement le 18 mai 1836. Au bout de vingt-quatre heures, elle put fixer le jour, et lire un peu avec les lunettes, principalement de l'œil droit; le gauche n'apercevait que faiblement le jour ; mais tous les deux yeux étaient pris d'un mouvement convulsif extraordinaire. Au bout de sept mois, le 21 décembre, le traitement était terminé, et la guérison de deux yeux était complète : la malade lisait parfaitement bien sans lunettes, et elle y voyait de très-loin.

OBSERVATION 69.

Madame Josson, de Bruxelles, fille d'un négociant d'Anvers, dont le beau-frère est médecin, établi à Bruxelles, fut prise à l'âge de 19 ans, à la suite d'un accouchement, d'une rétinite, qui devint chronique, et fut suivie d'une forte lassitude des deux yeux, avec photophobie extrême (impossibilité de supporter le moindre jour), ayant résisté à tous les traitemens employés.

Trois ans après l'invasion de sa maladie, le 21 mars 1838, je commençai le traitement, et le 31 août elle était parfaitement guérie.

OBSERVATION 70.

Monsieur Gustave Kannengiesser, pensionnaire dans le Collége de Iochemsthal, à Berlin, âgé de 18 ans, fils d'un professeur du même Collége, véritable albinos de naissance, complètement aveugle après la chute du jour, et ne pouvant travailler que très-péniblement pendant le jour, en ayant les objets très-rapprochés des yeux, et dans une demi-obscurité, fut guéri complètement au bout de trois mois, au point de lire très-bien à l'oeil nu.

OBSERVATION 71.

Madame Guillard, âgée de 68 ans, rue de Savoie, aux Célestins, 8, à Lyon, belle-mère de M. le docteur Brachet, était atteinte depuis long-temps, d'une ophtalmie chronique avec photophobie (impossibilité de supporter le moindre jour), compliquée d'amaurose des deux yeux. Elle fut guérie en trois mois, au point de lire très-bien, même à l'œil nu.

OBSERVATION 72.

Madame la baronne de Ghyzighim, âgée de 68 ans, propriétaire, à Thermon (Belgique), même état que la précédente, a été complètement guérie, au bout de cinq mois, de la photophobie, et sa vue est devenue bonne.

OBSERVATION 73.

Madame la baronne de Man, à Bruges, Belgique, âgée de 65 ans, et sœur de la Madame de Ghyzighim; même état que la précédente, guérie comme elle au bout de deux mois.

OPHTALMIE PAR CAUSE EXTERNE.

OBSERVATION 74.

M. de Precorbin, rentier, âgé de 32 ans, rue Castiglione, 12, à Paris, avait perdu l'œil gauche à la suite d'une blessure faite par un instrument tranchant. Deux ans après, ayant reçu un fort coup d'éventail sur ce même œil, l'inflammation fut telle que le globe, fortement proéminent, était strabique divergent (l'œil tourné en dehors) et la sclérotique d'un jaune foncé. L'autre devint amaurotique au point que M. de Precorbin ne pouvait plus lire ni écrire : il y avait photophobie extrême (impossible de supporter le moindre jour).

Après deux mois de traitement, l'œil gauche n'était ni saillant, ni strabique, ayant sa couleur naturelle, et le malade lisait très-bien de l'œil droit.

OPHTALMIE CHRONIQUE,

AVEC GRANDE FAIBLESSE DE LA VUE.

OBSERVATION 75.

M. Rapou, médecin, âgé de 64 ans, demeurant à Lyon, rue du Plâtre, 9, souffrait d'une ophtalmie chronique, qui, depuis sept ans, le mettait dans l'impossibilité de lire et d'écrire. Le jour le fatiguait extrêmement. Au bout de quatre mois, sa guérison était complète.

OBSERVATION 76.

M. Baldenwecke, âgé de 34 ans, à Jchlessadt, (Haut-Rhin), même état que le précédent, mais pas aussi ancien, guéri en quatre semaine.

OPHTALMIE SCROPHULEUSE,

AVEC GRANDE PHOTOPHOBIE (IMPOSSIBILITÉ DE SUPPORTER LE MOINDRE JOUR).

OBSERVATION 77.

Mademoiselle Genette Lefewre, âgée de 20 ans,

fille d'uu marchand tailleur, demeurant à Bruxelles, Montagne-de-la-Cour, 69, atteinte depuis son enfance d'une ophtalmie scrophuleuse, avec violens maux de tête et une extrême photophobie et perte entière des cils, fut guérie complètement au bout de sept mois, de toutes ses affections, et les cils eux-mêmes reparurent sur les bords palpébraux.

CATARACTE.

OBSERVATION 78.

M. Fèvre, âgé de 55 ans, rue d'Angoulême, 31, à Paris, cataracte complète à l'œil gauche et moins avancée à l'œil droit. Après trois mois de traitement, l'œil droit était parfaitement guéri, et avec l'œil gauche il pouvait lire un gros caractère.

OBSERVATION 79.

Madame Stromeyer mère, âgée de 64 ans, Grande-Rue, 18, à Strasbourg ; même état que le précédent : guérie en cinq semaines comme le précédent.

TRAITEMENS

APRÈS L'OPÉRATION DE LA CATARACTE.

OBSERVATION 80.

M. Limp, ancien notaire, âgé de 62 ans, grande

Rue, 116, à Strasbourg, fut opéré par la méthode d'abaissement d'une cataracte à l'œil gauche, et l'œil droit était complètement amaurotique. Un an après l'opération, lorsque je commençai le traitement, il ne pouvait presque plus se conduire seul dans la rue, ni supporter le jour. Au bout de deux mois, il sortait seul dans les rues, et il lisait parfaitement bien de l'œil gauche.

OBSERVATION 81.

M. Flacheron, âgé de 68 ans, ancien négociant, opéré de la cataracte de l'œil gauche, par la méthode d'abaissement, deux ans avant que je commence le traitement : même état que le précédent. Guéri en trois mois de l'œil gauche.

OBSERVATION 82.

M. Galin, âgé de 70 ans, propriétaire des Messageries du Midi, demeurant quai Saint-Antoine, 29, à Lyon, fut opéré par la méthode d'abaissement, par M. Maunoir, de Genève, d'une cataracte de l'œil gauche, un an avant que je commence le traitement. Il avait conservé une inflammation chronique de cet œil, avec photophobie extrême (impossibilité de supporter le moindre jour). L'œil droit avait une cataracte complète, qui n'avait pas été opérée.

Après six mois de traitement, l'œil gauche était guéri parfaitement, et M. Galin pouvait lire de l'autre œil de gros caractères.

OBSERVATION 83.

Madame Defaille, âgée de 62 ans, femme d'un

ancien négociant, rue Mercière, 6, à Lyon, avait été opérée par abaissement, un an avant mon traitement, d'une cataracte de l'œil droit, qui était resté amaurotique, lorsqu'elle fut atteinte d'une cataracte du même genre, dans l'œil gauche. Quand elle se présenta chez moi, elle ne pouvait plus se conduire seule dans la rue : guérie de l'œil gauche en trois mois.

PANUS CELLULEUX

A LA SUITE D'UNE OPHTALMIE SCROPHULEUSE, AYANT EU LIEU DANS L'ENFANCE.

OBSERVATION. 84.

M. de Pénéranda, rentier, à Bruxelles, âgé de 40 ans, avait perdu complètement la vue de l'œil gauche, à la suite d'une ophtalmie scrophuleuse : l'œil droit était couvert d'un pannus tel, que, depuis plusieurs années, il ne pouvait presque plus lire.

Le traitement dura huit mois, et fut suivi de la destruction complète du pannus de l'œil droit, et du rétablissement parfait de la vue de ce côté. A l'œil gauche, le pannus avait disparu au point de permettre au malade de lire de ce côté assez facilement.

OBSERVATION 85.

Marianne Crokard, âgée de 15 ans, fille d'un propriétaire, demeurant à Dilbek (Belgique), avait les deux yeux couverts de pannus ; la vue de l'œil droit était abolie complètement, et l'œil gauche myope et très-faible, complètement guérie de l'œil droit en deux mois.

OBSERVATION 86.

Mademoiselle Calmeyr, âgée de 14 ans, fille d'un rentier, rue de Lynch, 8, à Bruxelles ; taie très-forte sur l'œil gauche, qui la rendait presque complètement aveugle de ce côté ; la vue de l'œil droit était faible, guérie parfaitement des deux yeux en trois mois.

OBSERVATION 87.

M. Debie aîné, agent d'assurances, âgé de 32 ans, demeurant au Croupaud, près d'Anvers : pannus considérable à l'œil gauche, et moins fort à l'œil droit, guéri en six semaines.

OBSERVATION 88.

M. de Poque, avoué, âgé de 30 ans, demeurant à Bruxelles, rue des Tanneurs, 48, avait, à l'âge de quatre ans, perdu complètement la vue de l'œil droit, à la suite d'une ophtalmie. Vers le 15 juillet 1838, inflammation des deux yeux, le gauche se couvre d'un fort pannus celluleux, au point que depuis trois semaines il ne pouvait plus lire. Je commençai à le traiter le 29 août suivant ; et au bout de quatre mois, il était parfaitement guéri de l'œil gauche, au point de lire à l'œil nu.

OBSERVATION 89.

Mademoiselle Benière, fille d'un commis-négociant, âgée de 11 ans, rue de Bourbon, 28, à Lyon, avait depuis sa plus tendre enfance une ophtalmie, qui avait rendu opaques les deux cornées transparentes ; de sorte qu'on n'avait pu rien faire pour son éducation : guérie au bout de quatre mois. On commença seulement alors à lui apprendre à lire.

OBSERVATION 90.

M. Belleval, fils d'un marchand mercier, âgé de 19 ans, rue Clermont, 10, à Lyon, après une ophtalmie très-grave, avait perdu, dans son enfance, l'œil droit qui s'était atrophié ; la cornée transparente de l'œil gauche était couverte d'un pannus très-fort, qui ne lui permettait de lire qu'à la distance de trois pouces. Depuis deux ans, l'affection avait tellement augmenté, qu'il n'y voyait presque plus lorsqu'il commença mon traitement. Au bout de quatre mois, le pannus de l'œil gauche avait à tel point disparu, que la vue était devenue bonne et un peu plus longue.

OBSERVATION 91.

Mademoiselle Emilie Erpelding, fille d'une blanchisseuse, âgée de 13 ans, faubourg Montmartre, 19, à Paris, par suite d'une ophtalmie en bas âge, avait des taches sur les deux cornées. A huit ans, nouvelle ophtalmie, épaississement de la cornée, au point qu'elle avait perdu la vue de l'œil gauche, et qu'elle n'y voyait que le jour de l'œil droit. Au bout de deux mois, elle commençait à lire de gros caractères, elle pouvait aller seule dans les rues lorsque je quittai Paris.

OBSERVATION 92.

M. Chantain, âgé de 45 ans, propriétaire, habitant la même maison que M. de Pénéranda, avait un pannus considérable sur l'œil gauche, ne lui permettant pas de voir de ce côté; myope et faible de l'œil droit, guéri des deux yeux parfaitement, au bout de deux mois, au point de voir de près et de loin à l'œil nu.

PANNUS CELLULEUX,

COMPLIQUÉS DE CONJONCTIVITES.

OBSERVATION 93.

Madame Lesec, femme d'un ancien médecin, actuellement dentiste du roi, demeurant, place de Louvain, 10, à Bruxelles, avait l'œil droit atrophié, depuis dix ans, à la suite d'une grave ophtalmie : l'œil gauche était malade depuis assez long-temps. La cornée transparente était couverte d'un fort pannus celluleux, avec complication de conjonctivite chronique, lorsqu'elle se soumit à mon traitement. Au bout de trois mois, elle était parfaitement guérie.

OBSERVATION 94.

Mademoiselle Louise Rouvier, âgée de 14 ans, demeurant rue Cadet, 7, à Paris, avait perdu, depuis son enfance, la vue de l'œil gauche, à la suite d'une ophtalmie scrophuleuse. Depuis un an, l'œil droit se couvrait d'un pannus si fort, que, lorsqu'elle se présenta chez moi, elle ne pouvait plus se conduire sans guide dans la rue, guérie en quatre mois, au point de pouvoir lire parfaitement des deux yeux sans lunettes.

OBSERVATION 95.

M. With, colonel en retraite, âgé de 52 ans, demeurant à Strasbourg, avait perdu la vue de l'œil droit, dont la cornée transparente était couverte d'un pannus, depuis plusieurs années, il avait une inflammation chronique de l'œil gauche, qui avait déterminé une grande faiblesse de la vue de ce côté avec photopobie, guéri complètement des deux yeux au bout de deux mois.

OBSERVATION 96.

Mademoiselle Sophie William, âgée de 13 ans, demeurant à Bruxelles, Marché aux Fromages, 22, ophtalmie aiguë aux deux yeux, qui, en six semaines, fut suivie de la formation de pannus, interceptant les rayons lumineux. Lorsqu'elle se présenta chez moi, elle ne pouvait plus se conduire seule dans la rue : guérie en deux mois parfaitement, au point de lire très-bien à l'œil nu.

OBSERVATION 97.

M. Allègre, teneur de livres, âgé de 60 ans, place Saint-Victor, 2, à Marseille, fut atteint d'une ophtalmie, qui, au bout de six semaines, couvrit d'un pannus la cornée transparente de l'œil gauche, et rendit l'autre amaurotique. Au bout d'un mois il fut complètement guéri : il y voyait très-bien des deux yeux.

OBSERVATION 98.

Madame Pasquier, rentière, rue d'Angoulême, 2, à Lyon, myope de naissance, était dans un état plus grave que M. Allègre ; elle fut guérie comme lui, au bout de six semaines.

OBSERVATION 99.

Madame Morand, âgée de 50 ans, quai de l'Archevêché, 29, à Lyon, trois mois avant de commencer mon traitement, avait été atteinte d'une ophtalmie de l'œil droit, qui s'était terminée par un épaississement tel de la cornée transparente, qu'elle ne pouvait pas distinguer même le jour de ce côté. L'autre œil, depuis quinze jours, était devenu amaurotique, au point qu'elle ne pouvait plus se conduire dans la rue. Au bout d'un mois de traitement, elle pouvait très-bien lire des deux yeux, même sans lunettes, lorsque le traitement fut interrompu.

PANNUS

QUI SE PRÉSENTENT DANS L'AGE AVANCÉ, SANS CAUSE APPRÉCIABLE, CHEZ LES PERSONNES ATTEINTES D'UNE MYOPIE.

OBSERVATION 100.

M. Charmont, âgé de 72 ans, capitaine en retraite, à Bruxelles, avait un épaississement laiteux dans les deux cornées transparentes, assez fort du côté droit pour intercepter complètement les rayons lumineux : moins fort du côté gauche. Depuis trois à quatre années, M. Charmont ne pouvait plus se conduire seul dans la rue, et depuis plusieurs années, il ne pouvait plus se livrer à aucune occupation sérieuse. Au bout de quatre mois, les deux yeux avaient repris leur état naturel, et le malade lisait très-bien sans lunettes.

OBSERVATION 101.

Madame Dupray, âgée de 64 ans, demeurant à Bruxelles, rue Marché-aux-Poules, 60, était à peu près dans le même état, mais pas aussi ancien, guérie au bout de deux mois, au point de lire des deux yeux.

STRABISME CONVERGENT

(L'OEIL TOURNÉ VERS LE NEZ)

DES DEUX YEUX,

AVEC FAIBLESSE DE LA VUE.

OBSERVATION 102.

Mademoiselle Florent Leven, âgée de 10 ans, demeurant à Bruxelles, rue Marché-aux-Poules, 52, fille d'un professeur, était atteinte de strabisme depuis sept à huit ans ; ses yeux étaient très-faibles et son corps très-délicat. Au bout de huit jours, guérison complète du strabisme, et deux mois après, de la faiblesse de la vue, au point de lire sans lunettes.

STRABISME CONVERGENT DE NAISSANCE

(L'OEIL TOURNÉ VERS LE NEZ),

FAIBLESSE TRÈS-CONSIDÉRABLE DE LA VUE.

OBSERVATION 103.

Mademoiselle Félicité Tecman, fille d'un marchand de tabac, âgée de 17 ans, demeurant à Bruxelles, était atteinte depuis sa naissance de strabisme convergent de l'œil gauche, et elle était complètement aveugle de ce côté : la vue du l'œil droit était très-faible; depuis plusieurs années, elle ne pouvait plus se livrer à aucune occupation : guérison complète de ces deux affections au bout de trois mois, au point de lire sans lunettes des deux yeux.

OBSERVATION 104.

M. Max Mossner, âgé de 16 ans, Heiligengeist-Strasse, 12, à Berlin, fils d'un négociant, strabisme convergent de l'œil gauche et complètement aveugle de ce côté; la vue de l'autre œil faible, guéri au bout de trois mois du strabisme. Il pouvait parfaitement bien lire des deux yeux à l'œil nu.

OBSERVATION 105.

Mademoiselle Rosa Wolf, âgée de 6 ans, fille d'un banquier, Behren-Strasse, 23, à Berlin, strabisme convergent de l'œil droit et complètement aveugle de ce côté, et la vue de l'autre œil était dans le meilleur état. Au bout de trois mois guérison complète du strabisme, et elle pouvait très-bien lire de l'œil autrefois strabique. Les moyens employés pour ce traitement étaient un bandage mentionné dans les réflexions sur les prétendues guérisons de M. Florent Cunier, et plus tard une machine pour les deux yeux, aussi de mon invention, pour guérir ce genre de strabisme.

OBSERVATION 106.

M. Alexander de Stückrad, âgé de 24 ans, lieutenant dans le régiment d'Alexandre, résident à Berlin, nouvelle Rue du Roi, 51, strabisme convergent des deux yeux. M. Stückrad avait de naissance un strabisme convergent de l'œil gauche; par un faux traitement employé dans sa douzième année, on avait rendu les deux yeux louches et la vue très-faible; après deux mois de traitement, M. de Stückrad était parfaitement bien guéri de tous ces maux, et pouvait très-bien lire des deux yeux à l'œil nu.

OBSERVATION 107.

M. Bernard de Schmude, âgé de 15 ans, élève de la maison des Cadets, à Berlin : strabisme de l'œil gauche, compliqué d'un aveuglement presque complet, et faiblesse de la vue de l'autre œil, guéri parfaitement au bout de trois mois, au point de lire des deux yeux à l'œil nu.

STRABISME DIVERGENT.

(L'OEIL TOURNÉ EN DEHORS.)

OBSERVATION 108.

Mademoiselle de Rossi, âgée de 26 ans, chez sa

mère Madame Floret, place de la Queue, 8, à Bruxelles : strabisme divergent de l'œil gauche, et amaurose presque complète de ce côté ; l'œil droit myope et très-faible, au point que, depuis plusieurs mois, elle ne pouvait se livrer à aucune occupation sérieuse, guérie au bout de trois mois de ces deux affections, au point de pouvoir lire des deux yeux.

TRAITEMENT DU STRABISME

APRÈS L'OPÉRATION.

OBSERVATION 109.

M. Velli, âgé de 32 ans, commis-négociant, place Bouville, 1, au premier, à Lyon, fut opéré par M. Bonnet, d'un strabisme convergent de l'œil droit. Presque immédiatement après l'opération, l'œil gauche se tourna en dehors, la vue, qui était très-faible, devint double par suite du strabisme divergent de l'œil gauche. Le malade souffrait de violens maux de tête. S'étant soumis à mon traitement le 15 novembre 1841, il était complètement guéri de toutes ses affections le 25 juillet 1842.

OBSERVATION 110.

M. Hoff, teneur de livres, âgé de 28 ans, demeurant rue des Deux Angles, 1, au premier, à Lyon, a été aussi opéré par M. Bonnet, et son état après l'opération a été le même que le précédent, à l'exception des maux de tête, guéri de ces deux affections au bout de trois mois.

PRESBYOPIE.

OBSERVATION 111.

Madame Raouy, rentière, âgée de 70 ans, demeurant rue de la Paille, 34, à Bruxelles, était presbyte, et sa vue était si faible qu'elle ne pouvait plus travailler avec quelque verre que ce fût; après trois mois de traitement, elle pouvait se livrer facilement à toutes ses occupations.

OBSERVATION 112.

Mademoiselle Fournier, âgée de 22 ans, rue Cadet, 7, à Paris, avait depuis sa plus tendre enfance la vue très-faible, et, depuis quelques années, elle ne pouvait travailler qu'avec beaucoup de peine; elle souffrait en même temps de violens maux de tête; après trois mois de traitement, elle était parfaitement bien guérie de tous ses maux, et voyait aussi bien que les personnes douées de la meilleure vue.

OBSERVATION 113.

Mademoiselle Loehmeyer Witib, âgée de 17 ans, demeurant sur le Quai des Poissons, 78, à Strasbourg, avait depuis sa plus tendre enfance la vue extrêmement faible; elle fut guérie au bout de six semaines au point de lire à l'œil nu.

OBSERVATION 114.

M. Jules Railie, fils d'un confiseur, âgé de 12 ans, place Kléber, 11, à Strasbourg, même état que la précédente, et guéri comme elle en deux mois.

OBSERVATION 115.

Mademoiselle Kent, âgée de 27 ans, rue de Mindelot, 11, à Bruxelles, presbyte avec une telle faiblesse de vue qu'elle n'avait presque jamais pu rien faire, guérie en trois mois au point de lire sans lunettes.

OBSERVATION 116.

M. Philippe Wanlaer, âgé de 17 ans, rue Section, 8, à Bruxelles, même état que la précédente, guéri en trois mois comme la précédente.

OBSERVATION 117.

M. Delisle, âgé de 16 ans, fils d'un négociant, à Anvers, l'œil droit presque complètement aveugle et l'œil gauche très-faible, guéri parfaitement des deux yeux en dix semaines, comme le précédent.

OBSERVATION 118.

Mademoiselle Courbon, marchande de rubans, âgée de 44 ans, place de la Préfecture, 29, à Lyon, grande faiblesse de la vue, guérie au bout de trois mois.

OBSERVATION 119.

M. Gaillard, âgé de 46 ans, receveur des contributions, rue de l'Archevêché, 5, à Lyon, avait depuis sa plus tendre enfance la vue très-faible, guéri au bout de quatre mois, au point de pouvoir travailler parfaitement bien à l'œil nu.

OBSERVATION 120.

M. Vulliod, âgé de 44 ans, rentier, rue de l'Annonciade, 11, à Lyon, avait la vue des deux yeux très-faible, au point que toutes les lunettes le fatiguaient beaucoup, guéri parfaitement en trois mois.

OBSERVATION 121.

M. Dumon, âgé de 42 ans, teneur de livres, place Suthonay, 5, à Lyon, même état que le précédent, guéri en deux mois, au point de travailler parfaitement bien à l'oeil nu.

OBSERVATION 122.

M. Arnaud, âgé de 53 ans, adjoint de la mairie de Lyon, forte lassitude de la vue, irritation continuelle des paupières, qui étaient privées de cils depuis son enfance, était très-incommodé par le jour, et ne pouvait, depuis plusieurs années, se livrer à aucune occupation sérieuse; il fut guéri au bout de quatre mois de tous ses maux : l'irritation avait complètement disparu, et les cils euxmêmes s'étaient reproduits.

MYOPIE.

OBSERVATION 123.

M. de Péneranda fils, âgé de treize ans, à Bruxelles, extrêmement myope, guéri en deux mois au point de lire très-bien sans lunettes, et voyant avec facilité les objets les plus éloignés à l'œil nu.

OBSERVATION 124.

M. Champion de Villeneuve, étudiant en droit, âgé de 22 ans, rue Léopold, 9, à Bruxelles, myope et vue faible, guéri de ce dernier état en quatre semaines.

OBSERVATION 125.

M. de Derocomval, âgé de 32 ans, rentier, à Bruxelles, myope et vue très-faible, guéri en deux mois complètement de la faiblesse de la vue qui s'est beaucoup allongée.

OBSERVATION 126.

M. le comte de Robiano, âgé de 16 ans, à Bruxelles, même état que le précédent, guéri en trois mois complètement de la faiblesse de la vue qui s'est allongée de plus du double.

OBSERVATION 127.

M. Parident, rentier, âgé de 36 ans, rue Porte-Louvain, 107, à Bruxelles, myope et vue faible, accompagnée de photophobie, guéri en deux mois de ce dernier état.

Le nombre des personnes que j'ai guéries, ou dont j'ai amélioré l'état maladif, est bien plus considérable, puisque, comme je l'ai dit, il est au moins de six cents. Si je n'ai pas cité plus d'observations, c'est que, d'une part, je n'ai voulu parler que des personnes dont on pouvait prendre des renseignemens, n'ayant pas mentionné celles dont je n'ai pu donner l'adresse exacte ; et que, d'une autre part, un registre renfermant les observations que j'ai faites à Paris, en 1837 et 1838, a été perdu pendant un voyage aux Etats-Unis.

GUÉRISONS OPÉRÉES A BORDEAUX.

OPHTALMIE aiguë des deux yeux, avec léger épaississement de la cornée transparente de l'œil droit.

GUÉRIE EN HUIT JOURS.

OBSERVATION 128.

Madame Broussais, âgée de 30 ans, demeurant rue Rousseau, 5, marchande d'allumettes, souffrait depuis huit jours d'une inflammation des deux yeux, accompagnée de fortes douleurs de tête et d'insomnie. L'inflammation, plus intense de l'œil droit, était compliquée d'un épaississement de la cornée transparente, qui troublait la vue de ce côté, Soumise à mon traitement, le 5 septembre, elle était complètement guérie des deux yeux au bout de huit jours.

OPHTALMIE très-grave de l'intérieur de l'œil; épaississement de l'humeur aqueuse de l'œil droit; conjonctivite assez intense.

GUÉRIS EN CINQ SEMAINES.

OBSERVATION 129.

M. Boyer, épicier, âgé de 50 ans, demeurant rue Esprit-des-Lois, 8, en arrivant, il y a trois mois, de l'Ile-de-France, eut une attaque de goutte au pied, et après sa disparition, l'œil droit devint malade. Lorsqu'il se présenta chez moi, il avait depuis quinze jours une inflammation extérieure et intérieure du globe de l'œil droit qui était très-intense, compliquée d'un pannus transparent de la cornée, si épais, que le malade ne pouvait plus distinguer le jour de ce côté; l'œil gauche commençait à s'enflammer comme le précédent, et la vue était troublée, au point qu'il ne pouvait rien faire.

Dès le cinquième jour de traitement, les douleurs avaient cessé complètement, et au bout de cinq semaines la guérison était parfaite, au point que le malade pouvait très-bien lire des deux yeux.

Un léger strabisme convergent, compliqué de myopie, avec faiblesse de la vue.

GUÉRI AU BOUT DE TROIS SEMAINES.

OBSERVATION 130.

M. Valteau, âgé de 17 ans, fils d'un officier en

retraite, demeurant à Talence, myope de naissance, s'apercevait, depuis un à deux ans, que sa vue faiblissait, et qu'en mèms temps ses deux yeux louchaient lorsqu'il voulait fixer un objet. Il a été guéri au bout de trois jours de la tendance au strabisme, et de la faiblesse de la vue, après trois semaines.

AMAUROSE complète de l'œil gauche et amaurose très-avancée de l'œil droit, compliquées de myopie.

OBSERVATION 131.

M. Fraysse, notaire, de Villeneuve de Duras, arrondissement de Marmande, département du Lot-et-Garonne, logeant à Bordeaux chez M. Prebay, son beau-père, allées d'Amour, 61, avait une amaurose complète de l'œil gauche, et une amaurose très-avancée de l'œil droit, guéri au bout de trois mois, au point de pouvoir lire très-bien de l'œil droit sans lunettes, et de l'œil gauche il peut distinguer des objets de grosse dimension.

M. Fraysse n'avait jamais pu trouver des verres au moyen desquels il pût voir de loin mieux qu'à l'œil nu; en les employant, il ne les trouvait nullement agréables, et lorsqu'il les quittait, la vue était bien troublée. Maintenant, il peut voir de loin avec des lunettes sans éprouver aucun désagrément.

TRAITEMENS EN VOIE DE GUÉRISON.

OPHTALMIE très-grave d'un œil et amaurose presque complète de l'autre.

OBSERVATION 132.

M. Cadrau, âgé de 68 ans, propriétaire à Mérignac, avait la vue très-faible depuis deux ans, et surtout de l'œil droit. Depuis trois semaines, M. Cadrau était atteint d'une ophtalmie qui avait causé un tel épaississement de la cornée transparente, qu'il ne pouvait presque plus distinguer le jour de ce côté ; et pendant ce temps, l'œil opposé était devenu amaurotique, au point qu'il ne pouvait plus se conduire seul dans la rue. Après trois jours de traitement, M. Cadrau pouvait très-bien se conduire seul, et après six semaines, l'épaississement de l'œil droit avait presque complètement disparu et le malade pouvait distinguer de ce côté des objets de grosse dimension : l'œil opposé était presque complètement guéri, lorsque j'ai été forcé de lui retirer mes soins.

AMAUROSE complète de l'œil gauche et amaurose très-avancée de l'œil droit, accompagnée d'une héméralopie (aveuglement presque complet à la chute du jour).

OBSERVATION 133.

Madame Delacour, âgée de 42 ans, rue Saint-

Vincent-de-Paul, 27, d'un tempérament très-pléthorique, avait, depuis neuf ans, à la suite de son dernier accouchement, de violens maux de tête, des douleurs et une grande faiblesse de tout le corps; l'œil gauche était devenu aveugle, et la vue de l'œil droit s'était affaiblie de plus en plus. Lorsqu'elle se présenta chez moi, elle ne pouvait presque plus se conduire seule dans la rue, et à la chute du jour, elle était presque complètement aveugle. Maintenant madame Delacour ne souffre plus d'aucune partie du corps, elle peut très-bien se conduire seule dans la rue, elle est complètement guérie de l'héméralopie, peut lire de l'œil droit très-bien un caractère ordinaire et un gros caractère même, sans lunettes, et avec l'œil gauche, elle peut distinguer les objets de grosse dimension.

AMAUROSE presque complète des deux yeux.

OBSERVATION 134.

M. Coureau, âgé de 43 ans, maître forgeron, domicilié à la Guadeloupe, actuellement rue Peyronnet, 52, amaurose presque complète des deux yeux, depuis deux ans avant qu'il fût entré dans mon traitement. La guérison de M. Coureau est déjà si avancée, qu'il commence à lire à l'œil nu, même les journaux.

AMAUROSE presque complète de l'œil gauche et amaurose très-avancée de l'œil droit.

OBSERVATION 135.

M. Faugere, prêtre, demeurant chez M. Constantin, place Mériadeck, 21, avait une amaurose très-avancée de l'œil gauche depuis plusieurs années, et depuis deux ans l'œil droit était atteint d'une amaurose telle, que, lorsque M. Faugères se présenta chez moi, il y avait déjà à peu près un an qu'il ne pouvait plus se livrer à aucune occupation sérieuse : il souffrait en même temps des maux de tête et des douleurs dans le fond du globe de l'œil. Maintenant, M. Faugères n'éprouve plus de douleurs à aucune partie du corps, et peut se livrer à des occupations sérieuses tout le temps qu'il lui semble bon.

AMAUROSE presque complète d'un œil et faiblesse de la vue de l'autre.

OBSERVATION 136.

Le fils de M. Joumard, propriétaire, âgé de 14 ans, rue de la Prévôté, 15, était atteint depuis son enfance d'une amaurose presque complète de l'œil droit et l'œil gauche était devenu faible. M. Joumard peut à présent très-bien lire de l'œil droit sans lunettes ; et s'il n'arrive pas de graves accidens, le traitement sera bientôt terminé.

AMAUROSE complète de l'œil droit et amaurose très-avancée de l'œil gauche.

OBSERVATION 137.

Madame Daugereau, marchande de modes, âgée de 35 ans, rue Saint-Remy, 37, avait depuis son enfance une amaurose complète de l'œil droit, à la suite d'une blessure faite à cet œil avec une aiguille à coudre : depuis trois mois l'œil droit était atteint d'une amaurose, qui faisait des progrès si rapides que, lorsqu'elle se présenta chez moi, l'amaurose était déjà très avancée. Madame Daugereau éprouvait en même temps de violens maux de tête, de fortes douleurs dans le fond du globe de l'œil et une grande faiblesse dans tout le corps. Après vingt-quatre heures de traitement, les maux de tête et la douleur du globe avaient complètement disparu. Maintenant, après un mois de traitement, Madame Daugereau est très-bien portante du corps, et la vue de l'œil gauche est bien améliorée.

Jusqu'ici, c'est moi qui ai raconté les faits de ma pratique. Je vais laisser parler la presse médicale, en y ajoutant des observations plus ou moins critiques.

ARTICLE

De M. le professeur Serres, de Montpellier, pris dans la Gazette médicale de Paris.

Dans un travail de M. Serres, professeur de clinique chirurgicale, à la faculté de Montpellier, sur des observations relatives à l'influence de l'opération de la cataracte sur un œil, comme moyen de retablir la vue des deux côtés, travail inséré dans le numéro 8, 18 février 1842 de la *Gazette Médicale*, on trouve les conclusion ssuivantes :

« Si des faits pareils à ceux que j'ai observés, se reproduisent de temps en temps dans la pratique, ne serait-on pas en droit de se demander si, dans le traitement de certaines amauroses, et notamment dans celles dites par asthénie, il ne serait pas possible de se servir *de la lumière*, comme d'un moyen stimulant, en agissant à l'aide de *certains verres simples ou combinés sur l'œil malade, ou même sur l'œil sain*, dans le cas où la perte de la vue n'aurait lieu que d'un seul côté? D'un autre part, loin de s'abstenir de pratiquer l'opération de la cataracte lorsque le malade y voit encore d'un œil, quoique à un faible degré, ne pourrait-on pas, dans quelques circonstances, tenter l'opération dans le but de réveiller la sensibilité à demi-éteinte dans l'œil non cataracté? Enfin, contrairement aux idées de certains ophtalmilogistes, l'excitation produite par l'opération ou le contact de la lumière, n'aurait-elle pas, dans quelques cas de cataracte compliquée d'amaurose commençante, la faculté de contribuer au rétablissement de la vue? Ce sont des questions dignes ce me semble de fixer l'attention des praticiens qui s'adonnent à l'exercice de la médecine oculaire; je les livre à leur examen. »

Je le demande, que M. Serres connût ou ne connût pas, lorsqu'il écrivait ces lignes, mes guérisons qui datent de dix années, n'y a-t-il pas dans ce qu'il a imprimé la constatation et l'approbation de ma méthode? qu'on lise et qu'on juge.

Lettre de M. Florent Cunier, de Bruxelles, à M. le professeur Serre, à Montpellier.

Dans le numéro 30, 23 juillet 1842, de la *Gazette médicale* de Paris, on lisait la lettre suivante de M. Florent Cunier, adressée à M. le professeur Serres, sur l'emploi des verres de lunettes dans le traitement de plusieurs affections oculaires :

« Monsieur et honoré maître,

» Vous avez publié tout récemment dans la *Gazette médicale* de Paris, et dans mes Annales oculistiques (avril), une note sur l'influence de l'inflammation d'un œil sur le rétablissement de la faculté de voir dans l'œil du côté opposé. Vous rapportez l'histoire de deux malades chez lesquels l'état inflammatoire d'un œil, survenu chez l'un à l'occasion de la formation d'une pupille artificielle, chez l'autre après une opération de cataracte, a suffi pour améliorer au moins momentanément, la vue de l'autre œil frappé d'amaurose ; vous terminez ainsi :

« En attendant que je me livre moi-même à des recherches ultérieures sur ce sujet, j'ai cru devoir prendre date et signaler les faits qui m'ont conduit à ouvrir une nouvelle voie au traitement de l'amaurose : qu'il me suffise, pour le moment, de dire que, pour triompher de cette maladie, il faudrait peut-être agir directement, non pas sur la cornée transparente, ou sur la peau qui recouvre les parties voisines de l'œil, mais bien sur la branche frontale du nerf ophtalmique de Willis, sur le ganglion ciliaire, sur l'iris ou même sur la rétine.

» Il reste bien entendu, ajoutez-vous, que je ne parle que des amaurores asthéniques, nerveuses, dans lesquelles il y a perte plus ou moins complète de la vue, sans altération matérielle appréciable dans le milieu de l'œil. »

» Ainsi que j'ai eu l'honneur de vous le mander, en vous accusant réception de votre envoi, j'ai déjà mis en usage, dans le traitement de l'amaurose, la méthode que vous proposez d'essayer. Voici ce que j'écrivais dans la livraison de septembre 1840 (vol. III, p. 276) de mes *Annales :*

» J'ai réussi dans ces derniers temps à guérir ou du moins à modifier, par l'exercice au moyen de verres, en diminuant chaque jour le foyer, puis enfin à l'œil nu, plusieurs cas de myopie et de presbytie des plus prononcées. J'en ferai prochainement l'objet d'un mémoire; je signalerai en même temps la cure de plusieurs amauroses par l'usage opportun du même moyen.

» Déjà, dans la livraison de juin de la même année, j'avais parlé de l'exercice orthophtalmique comme moyen de faire cesser l'asthénie rétinienne, cause ensuite du strabisme, et j'ai, depuis lors, fréquemment insisté sur ce point.

» Au reste, je dois à la vérité de dire que je n'ai pas été le premier à songer à l'emploi des verres, comme moyen de réveiller la sensibilité de la rétine. Malgré de nombreuses et munitieuses recherches, je n'ai pu trouver à ce sujet aucune donnée scientifique dans les traités d'ophtalmologie que j'ai consultés; c'est à l'annonce d'un charlatan que je dois d'avoir été mis sur la voie.

» Un Allemand, nommé Schlesinger, vint à Bruxelles en 1838, et publia avec grand fracas qu'il guérissait les faiblesses de la vue, les vues défectueuses, le strabisme, la cataracte, l'amaurose, etc., au moyen de verres de son invention. Tous les malades, et ils furent nombreux, qui se présentèrent à Schlesinger furent soumis à l'usage de ses verres. J'habitais Marienbourg à cette époque; il m'a donc été impossible de suivre les cures de ce charlatan; mais j'ai traité, depuis que je suis fixé à Bruxelles, plusieurs personnes qui s'étaient confiées à ses soins, et que j'avais vues antérieurement, et j'ai constaté qu'il avait opéré plusieurs guérisons par la méthode qu'il employait.

» Ainsi, une demoiselle que je soigne encore en ce moment, et qu'ont vue chez moi MM. les docteurs Delhaye, Thevissen, Aucloux, avait presque entièrement perdu la vue, par suite d'une occlusion pour ainsi dire complète des pupilles, résultat d'une irido-périphokite. L'exercice avec des verres a amélioré l'état de l'œil gauche, à ce point, qu'après six semaines, le malade lisait avec un n.° 18 et se conduisait parfaitement.

» M. R. était en traitement depuis six mois pour une amaurose asthénique, suite d'excès de masturbation; il ne pouvait plus déchiffrer que le gros caractère d'affiches, il ne sortait plus qu'avec un guide. Bien qu'il eût abandonné sa funeste habitude, la perte de la vue avait résisté à tous les moyens employés. En quinze jours, Schlesinger lui fit lire du petit-romain avec le n.° 24; il jouit en ce moment d'une excellente vue.

» Des pannus celluleux, des néphélions, des hyperkératoses ont aussi, à ma connaissance, été guéris par cette méthode.

» Schlesinger a obtenu quelques bons résultats incontestables; mais on peut aussi l'accuser d'avoir fait bien du mal, en prescrivant l'usage de lunettes à des personnes atteintes de congestion encéphalo-oculaire, photophobie habituelle, etc. Ces malades ont vu leur état s'empirer; force a été alors de recourir à la médecine, qui n'a pas toujours réussi à détruire le mal qui venait d'être produit.

» Les verres employés par Schlesinger étaient

plano-convexes. Il commençait par déterminer la portée du foyer visuel. Il avait affaire à un amaurotique, par exemple : ce malade réussissait encore à déchiffrer le double-canon à trois pouces de distance. Des verres de $3\frac{1}{4}$ pouces lui étaient remis, et il devait, les yeux armés de ces lunettes, s'exercer à la lecture une partie de la journée. Une fois que la fatigue survenait, l'exercice devait être suspendu.

» Dès que le malade était parvenu à distinguer nettement les lettres, il prenait des verres de $3\frac{1}{2}$ pouces. La convexité était ainsi diminuée de quart en quart de pouces jusqu'au n.° 5 ; c'est par demi-pouce que la décroissance avait lieu alors jusqu'au n.° 9, où elle commençait par pouce ; et à partir du n.° 12, par deux pouces, jusqu'au n.° 24 ou 36, dont l'usage devait être continué pendant long-temps.

» Schlesinger tenait la même conduite dans le pannus celluleux, dans l'hyperkératose, dans l'irido-capsulique chronique.

» Dans les affections où la sensibilité rétinienne était augmentée, il débutait par l'exercice au moyen de verres dont le foyer était de plus de 80 pouces ; il en augmentait la force à mesure que les yeux se faisaient à cette gymnastique.

» Tel est, Monsieur et illustre maître, le *secret* de Schlesinger ; tel est le secret du charlatan Wiesecke, dont la France vient d'être débarrassée.

» La relation suivante de quelques cas dans lesquels j'ai usé du moyen qu'ils mettent en usage, offre des renseignemens utiles.

» Madame la baronne de R...., femme du célèbre littérateur de ce nom, souffrant habituellement de constipation, mais d'ailleurs bien portante, s'est aperçue, il y a quinze ans, que sa vue baissait du côté gauche. Elle a été traitée dès le début par M. Baud, professeur à la Faculté de Louvain : les moyens employés sont demeurés sans résultat. Depuis huit ans, Madame de R... pouvait à peine distinguer, de l'œil malade, les lettres du titre des journaux l'*Indépendant*, le *Journal des Débats;* elle ne pouvait plus reconnaître l'heure à la pendule, si ce n'est en portant la figure à un ou deux pouces des aiguilles. Elle ne voyait ni les traits, ni la forme d'une personne placée à un ou deux pieds devant elle. Jamais il n'y a eu ni myodésopsie, ni photopsie.

» L'apparition de mouches volantes du côté droit a effrayé, et m'a fait appeler. La vue est bonne de ce côté; la lecture n'est devenue fatiguante que depuis quelques jours.

» Tel est l'état dans lequel j'ai trouvé la malade, il y aura bientôt un an; les pupilles étaient modérément contractées; l'œil droit étant couvert, celle du côté gauche se dilatait parfois très-fortement et ne réagissait pas à la lumière la plus intense.

» La coloration du fond de l'œil était de ce gris-verdâtre que l'on remarque dans les amauroses anciennes.

» Quelques applications de sangsues à l'anus, l'administration de l'émétique, de l'aloës, combinés avec les pédiluves irritans, les révulsifs cutanés, les onctions mercurielles belladonnées, firent cesser la constipation et la congestion encéphalo-oculaire; dès-lors, les mouches volantes disparurent du côté droit.

» La vue de l'œil gauche restait la même. J'essayai, mais sans le moindre effet, de la strichnine; je résolus enfin de recourir à l'emploi des verres.

» Avec un verre du n.° 3, Madame de R... reconnaissait, bien qu'avec difficulté, toutes les lettres en caractère double canon. Après quelques minutes d'exercice survenait une espèce d'éblouissement; l'œil devenait larmoyant; une sorte de voile, s'épaississant de plus en plus, d'abord gris, puis noirâtre, venait dérober à l'œil les caractères. De la tension, de la douleur même, se manifestait dans la région frontale; la malade se trouvait alors forcée d'interrompre l'exercice; elle s'appliquait sur le front et les yeux une compresse imbibée d'eau froide, et presque aussitôt elle se trouvait en état de le reprendre.

La lecture eut lieu dès le second jour avec un verre n.° 3 ½; elle put être continuée cette fois durant huit ou dix minutes avant que la fatigue survînt; il fut laissé au moins une heure d'intervalle entre chaque exercice. Les lettres étaient facilement reconnues dès le soir à trois pouces de distance.

Le troisième jour, Madame de R.... lisait le matin avec le n.° 4, le soir avec le n.° 4 ½, du caractère cicéro.

» Je donnai, le quatrième jour, un verre n.° 5 ½ ; l'exercice put être poussé jusqu'à seize minutes chaque fois. La lecture du cicéro resta impossible à l'œil nu jusqu'au dixième jour, alors que déjà j'employais le n.° 10, après avoir donné successivement les

N.° 3	1 jour	(5 exercices de	2 à 4 min.tes	)
N.° 3 ½	»	(7 »	8 à 10 »	)
N.° 4	1 demi-jour	(8 »	10 à 15 »	)
N.° 4 ½	1 demi-jour	(5 »	10 à 15 »	)
N.° 5 ½	1 jour	(6 »	16 »	)
N.° 6	2 »	(13 »	15 »	)
N.° 6 ½	1 »	(6 »	15 »	)
N.° 7	1 »	(6 »	15 »	)
N.° 8	1 »	(7 »	15 »	)

» L'exercice put être continué le soir du dixième jour pendant vingt-deux minutes.

» Madame de R.... voyait l'heure à la pendule à soixante-quinze centimètres ; elle reconnaissait les personnes à une distance double.

» Les verres qui furent donnés ensuite furent ceux des numéros suivans :

11.me jour du traitement,		n.° 11.
12	»	n.° 12.
13	»	n.° 14.
14	»	n.° 16.
15	»	n.° 18.
16	»	n.° 22.
17	»	n.° 24.

» Pendant tous ces jours, l'exercice put durer de vingt à quarante minutes ; le petit texte et même la mignonne pouvaient être lus sans difficulté. La lecture à l'œil nu n'était possible que pour le cicéro, mais elle pouvait avoir lieu maintenant à huit et dix pouces de distance. Madame de R... n'a cessé de faire usage du n.° 24 qu'après deux mois; les alsétiques ont été aussi continuées; la vue de l'œil gauche était alors devenue aussi bonne que celle du côté droit; mais seulement pour la lecture à douze et quatorze pouces, ainsi que pour les objets placés à moins de dix à quinze mètres.

» Le rétablissement de la fonction visuelle est resté parfait jusqu'à ce jour. Je me borne à conseiller à Madame de R.... l'usage de légers purgatifs, à des intervalles rapprochés.

» Je vous ai rapporté ce fait avec quelques détails, parce qu'il a fait assez de bruit dans quelques cercles de Bruxelles, et que l'état de la malade, au moment où j'ai entrepris le traitement, est connu d'un de nos médecins le plus en renom, M. Baud. Les cas suivans, que je vous dirai fort brièvement, sont aussi remarquables. »

M. Cunier cite ensuite deux autres personnes qu'il a guéries, Mademoiselle St..., de Bruxelles, et Mademoiselle Lugia, artiste dramatique du premier ordre; chez la première, il ne lui a fallu que seize jours, et chez la dernière cinq semaines, pour produire une guérison complète.

Les détails que M. Cunier donne sur les maladies des yeux et sur l'emploi des verres chez ces deux dernières malades, sont à peu près les mêmes que chez Madame de R.

Du contenu de cette lettre, il ressort :

1.° Qu'il est impossible de me contester la découverte de cette méthode, puisque M. Cunier est forcé d'avouer que, *malgré de nombreuses recherches, il n'a pu trouver à ce sujet aucune donnée scientifique dans les traités d'ophtalmologie qu'il a consultés ;*

2.° Que, par ma méthode, j'ai guéri des amauroses vainement traitées par d'autres ; des occlusions presque complètes des pupilles, accompagnées de la perte à peu près entière de la vue, des pannus celluleux, des néphélions, des hyperkératoses, etc., etc.

Immédiatement après ces aveux, et comme correctif, il ajoute :

« Schlesinger a obtenu quelques bons résul-
» tats incontestables ; mais on peut aussi l'accuser
» d'avoir fait bien du mal, en prescrivant l'usage
» des lunettes à des personnes atteintes de con-
» gestion encéphalo-oculaire, de photophobie habi-
» tuelle, etc., etc. »

Lorsqu'on attaque aussi ouvertement, et je dirai même d'une manière si grave, quelqu'un à qui on a bien voulu attribuer quelque mérite, il me semble qu'on ne doit pas se contenter de termes aussi généraux que ceux qu'emploie ici M. Cunier ; car, en ajoutant aux deux contre-indications qu'il désigne les mots etc., etc., n'est-ce pas proscrire une méthode dont on a avoué la bonté et que l'on veut cepenpendant employer? Quelle est, en effet, l'affection un peu grave et ancienne des yeux, qui ne se complique plus ou moins de photophobie, et même de congestion encéphalo-oculaire?

Si M. Cunier eût au moins désigné le nom et la demeure de quelques-uns des prétendus malades, chez lesquels l'usage des lunettes avait produit des effets aussi désastreux, et que je n'eusse pu les démentir, force eût été à moi de m'avouer vaincu. Cependant, sous un certain rapport, c'est-à-dire, qu'à côté des succès, j'aurais eu des insuccès, et dans ce cas, n'aurais-je pas pu marcher de pair avec les plus habiles médecins? M. Cunier guérit-il tous ses malades?

A ces assertions vagues et par trop générales, j'ai eu soin déjà de répondre par des faits, dont on ne pourra pas contester l'authenticité, puisque tout le monde est mis à même de s'en assurer. M. Cunier lui-même ne dit-il pas dans sa lettre qu'il se trouve parmi ses cliens plusieurs personnes que j'ai guéries radicalement de certaines maladies très-graves des yeux?

Quant à la photophobie, symptôme qu'il dit ne pouvoir pas être guéri par ma méthode, c'est précisément celui-ci qui cède le plus aisément : il ne me résiste jamais plus de quatre à cinq jours. Je rappellerai, comme les plus graves, les cas de Madame Josson d'Anvers, observation 69; de Mademoiselle Lefèwre de Bruxelles, observation 77; de M. Galin de Lyon, observation 82; de M. Rapou, médecin à Lyon, observation 75; enfin, où trouver une photophobie plus prononcée et plus grave que chez Mademoiselle Styr, de Berlin, observation 68, qui était arrivée à l'âge de vingt ans sans pouvoir fixer le jour?

Pour ce qui est de la congestion encéphalo-oculaire, M. de Saint-Victor, de Lyon, observation 37, en est l'exemple le plus frappant. Non-seulement sous l'influence de l'emploi des lunettes au bout de trois mois les amauroses s'étaient dissipées, mais encore M. de Saint-Victor n'éprouvait plus de phénomènes congestifs du côté de la tête; Madame Delacour, observation 133, offre également un exemple de congestion cérébrale aussi frappant que celui de M. de Saint-Victor.

M. Cunier décrit ensuite la manière dont j'emploie les verres dans les maladies des yeux. Sur ce point, je me permettrai une réflexion, conséquence toute naturelle de ce qu'il dit lui-même au commencement de sa lettre: « J'habitais Marienbourg, lorsque ce charlatan était à Bruxelles; il m'a donc été impossible de suivre ses cures. » Or, s'il ne m'a pas connu, s'il *n'a pu suivre mes cures*, et par conséquent me voir faire l'application de ma méthode, comment peut-il la décrire si pertinemment? Serait-ce d'après le dire des malades dont il a parlé? Que peuvent-ils lui avoir rapporté? Rien, si ce n'est que je me donnais un soin extrême pour tâcher d'adapter à leurs yeux les verres qui leur convenaient. Mais, de cela à préciser le numéro de ces mêmes verres, il me semble qu'il y a loin. Je le déclare formellement, je n'ai fait connaitre à personne la marche que je suis dans l'emploi de mes moyens ; et ce qu'a écrit M. Cunier en est si éloigné, que, malheur à qui voudrait s'y fier. On verra bientôt que je n'exagère pas.

Mais, dira-t-on, comment M. Cunier peut-il s'exprimer aussi catégoriquement? Le mot de l'énigme le voici : il a été dupe du charlatan Wiesecke, dans les fréquentes et intimes relations qu'il a eues avec lui dès 1839, à Paris. C'est Wiesecke qui l'aura induit en erreur ; Wiesecke qui avait fait tant de démarches pour connaître ma méthode en 1837. Il m'avait fait de si belles propositions! Heureusement il ne m'avait pas fallu long-temps pour le juger, et savoir ce dont il était capable ; ce qu'il confirma, lorsque fatigué de ses obsessions, je lui fermai ma porte : « Vous ne voulez pas me faire connaître votre méthode, me dit-il en se retirant, cela m'est égal, je ferai vingt aveugles, mais j'emploierai des verres. »

Ce n'est pas seulement sur la portée de la vue que je base le numéro et la qualité des verres que j'emploie; je dis la qualité, parce que si je me sers, il est vrai le plus souvent, de verres plan-convexes, souvent il me faut avoir recours aux plan-concaves et quelquefois même aux bi-convexes, mais c'est excessivement rare pour ces derniers; quant au numéro des uns et des autres, outre la portée de la vue, il y a quelque chose de plus qu'il m'est impossible de décrire, car je ne saurais comment l'exprimer, c'est l'action que produit sur l'organe lui-même les verres que je lui présente, action que moi seul puis juger par mes yeux, car le malade ne peut rien m'indiquer. En général, je n'attends de lui que de savoir si tels ou tels verres sont plus ou moins agréables à sa vue, et c'est par le rapport parfait et harmonique entre les impressions du malade et ce que j'apprécie par mes yeux, que je juge des changemens qu'il convient de faire dans les numéros des verres, et cela pour chaque œil en particulier; car, soit dit en passant, il est presque inouï que même dans l'état normal, les deux jeux soient exactement pareils pour leur force, et à plus forte raison dans l'état anormal, quelque léger qu'il soit.

Il est vrai que dans certaines maladies le choix des premiers verres une fois fait, me sert beaucoup pour la suite du traitement; mais, dans un organe aussi nerveux, aussi délicat que l'œil, la sensibilité ne peut pas être réglée et modifiée à l'heure et à la minute, comme on le fait d'un ressort de montre, et comme porterait à le croire ce que dit M. Cunier. Ainsi, d'après lui, je diminuerais la convexité d'un quart de pouce, en partant du numéro 3 au numéro 5; d'un demi-pouce du numéro 5 au numéro 9; d'un pouce jusqu'au numéro 12, et de deux pouces jusqu'au numéro 24 ou 36. Rien, absolument rien de tout cela n'est vrai: j'en appelle au souvenir de tous mes malades; ils pourront dire, surtout ceux chez lesquels le traitement a duré sept et huit mois, les soins qu'il faut avoir, chaque fois que la maladie réclame un changement de verres, pour mettre les deux yeux en harmonie d'action. Arrivé même au point où le malade est parvenu à lire pendant le jour, un caractère ordinaire assez long-temps et agréablement, il faut choisir une autre paire de lunettes pour lire pendant la nuit à la lumière ; car la lumière des bougies, des lampes et même du gaz ne peut point se comparer avec la lumière du jour. Par cette raison, on concevra facilement que pour donner à l'œil faible la lumière qui lui manque, il faut lui choisir pour la nuit des verres ayant la force de remplir la différence de la lumière du jour et de celle de la nuit ; sans cela l'œil se fatiguerait beaucoup à la lumière de la nuit, et rendrait la guérison impossible.

Pour cela encore point de règles précises; tout dépend de l'état des yeux, de leur inspection journalière; tel malade ne devra travailler que quelques minutes en commençant, tandis que tel autre le pourra pendant une, deux, trois heures, et, dans l'un et l'autre cas, le livre placé à telle ou telle portée.

Quant à ce qui est des prétendus verres à foyer de 80 pouces employés par moi dans les affections où la sensibilité rétinienne est augmentée, autre supposition sans doute de Wiesecke. Les verres du numéro 80 étant les plus légers, ne peuvent servir que chez les personnes qui n'ont presque pas de faiblesse de vue.

Après avoir décrit les maladies que je ne saurais pas guérir, et les prétendus maux que j'ai produits, M. Cunier ajoute :

« Ces malades ont vu leur état s'empirer. Force » a été alors de recourir à la médecine, qui n'a pas

» toujours réussi à détruire le mal qui venait d'être » produit. »

Je demanderai à M. Cunier de m'indiquer un médecin qui puisse guérir ou améliorer une congestion encéphalo-oculaire, une photophobie habituelle, etc. etc.; de plus, qu'il m'en indique un qui guérisse une seule maladie qui pourrait l'être par le moyen des lunettes. M. Cunier n'ignore pas qu'au contraire, avant que le malade se présente chez moi, il a déjà épuisé toutes les ressources de la médecine; et malheureusement il n'arrive que trop souvent qu'alors l'aveuglement est déjà si avancé qu'une guérison n'est plus possible.

Si nous examinons avec attention cette fameuse lettre, nous voyons clairement que M. Cunier a eu la malheureuse idée que les médecins français s'empresseraient de la mettre sous les yeux des malades qui ont l'esprit simple. Moi, je suis persuadé que ces médecins ont reconnu avec dégoût l'intention de l'auteur de cette lettre, et qu'en la répandant dans toute la France, ils n'ont eu d'autre but que de démontrer l'utilité de mon invention.

De ces considérations générales je passe à l'examen des observations des prétendues guérisons que M. Cunier dit avoir produites et qu'il rapporte dans sa lettre.

M. Cunier ne cite que des guérisons obtenues sur des malades ayant un seul œil affecté d'amaurose presque complète, et l'autre étant dans un état parfait.

En suivant la marche du traitement qu'il a décrit, il est impossible d'arriver à une guérison : on doit au contraire donner lieu à de graves accidens : en voici la raison :

1.° Les verres n. 2 $\frac{1}{4}$, 2 $\frac{1}{2}$ sont des verres de loupe et dont on ne peut se servir que dans le traitement après l'opération de la cataracte, et par conséquent pour des yeux privés de cristallin.

2.° Il est impossible que quelqu'un qui a la vue bonne ou faible puisse lire avec le n°. 2 $\frac{1}{2}$, sans éprouver presque immédiatement une espèce d'éblouissement. L'oeil devient larmoyant et se couvre d'une sorte de voile qui s'épaissit de plus en plus et trouble la vue à tel point que le malade ne peut plus distinguer la moindre chose, comme c'est arrivé chez madame de R.....

D'après M. Cunier, l'œil s'habituerait dans l'espace de quelques minutes à cette sorte de verres. Cela est non seulement impossible, mais tout-à-fait contre toute la raison : on s'en convaincra facilement en étudiant l'action des verres sur l'œil.

Il est passé en proverbe que, *lorsqu'on prend des lunettes il faut s'y habituer*. D'où vient ce proverbe ? C'est que les personnes qui ont la vue faible ou courte, en achetant des lunettes, choisissent presque toujours des verres d'un ou deux pouces de foyer de plus que leur vue ne réclame. Ils éprouvent, en commençant à les employer, une fatigue des yeux qui les rend larmoyans, et qui s'accompagne de maux de tête. Cet état dure de cinq à quinze jours, et quelquefois plus ; et toutes les fois qu'au bout d'un certain temps, la vue réclame des verres plus forts, ces phénomènes se reproduisent. Par cette raison, le proverbe mentionné ci-dessus est non seulement faux, mais très-funeste dans ses conséquences ; car la vue ne s'habitue aux verres qu'en s'affaiblissant, au point de venir en harmonie avec eux.

Or, si quelqu'un ayant la vue faible ou courte ne peut s'habituer que très-difficilement à des verres d'un ou deux pouces de foyer au delà de ce que sa vue réclame, et cela en payant cette habitude par la diminution de la force visuelle, comment est-il possible que les malades de M. Cunier se soient habitués à des verres n°. 2 ½ si rapidement ; et de plus qu'il leur ait suffi seulement quelques minutes pour voir avec ces verres sans fatigue et agréablement.

Supposons que M. Cunier, quoiqu'il ne le dise pas, n'ait agi dans son triatement, que sur l'œil malade. Dans ce cas, non seulement il est impossible de produire une guérison, mais l'œil malade perdra bien vite le peu de lumière qu'il possède, et pendant ce temps l'œil opposé aura perdu une grande partie de sa force visuelle. Dans un travail sur le traitement des maladies des yeux, qui paraîtra plus tard, j'entrerai dans de plus grands détails à ce sujet.

Je dirai cependant quelques mots sur un bandage de mon invention, auquel j'attache la plus grande importance, et dont je me sers lorsque je veux faire travailler un seul œil.

Il a la forme de la valve du coquillage appelé

moule, des extrémités de laquelle partent des rubans que l'on noue derrière la tête. Ce bandage est ainsi fixé devant l'œil bon, pendant tout le temps que l'autre doit travailler ; de sorte que l'œil recouvert n'est point échauffé, et il est libre de tous ses mouvemens. Par ce moyen, je n'ai plus à remédier aux inconvéniens des bandeaux dont je faisais usage. Malgré tout cela, ce n'est que très-rarement et avec les plus grandes précautions que je fais travailler un œil seul.

Quant au foyer des verres que M. Cunier met en usage, en prétendant m'imiter, je ferai deux observations :

1.° Je n'ai jamais trouvé nécessaire d'employer la graduation des verres par quart de pouce, depuis le n.° 2 jusqu'au n.° 5, et celle de demi-pouce du n.° 5 jusqu'au n.° 9.

2.° Je le félicite d'avoir trouvé la graduation des verres par quart de pouce : il y a plus de vingt ans que je touche des verres ; et en cela peut-être je mériterais quelque confiance. Eh bien ! je mets au défi M. Cunier d'avoir une pareille série exacte. Je sais que, si on en demande à un fabricant, il en donnera ; mais qu'on les examine suffisamment, et l'on verra s'ils sont bien exacts, puisqu'il n'est pas rare de trouver des verres différens de plusieurs pouces, tout en portant le même numéro. (Chevalier, *De l'usage des lunettes*, pag. 115.)

J'irai plus loin que M. Chevalier, et je dirai que du n.° 6 jusqu'au n.° 20, il est très-fréquent de trouver dans une demi-douzaine de verres étiquetés du même numéro par le fabricant, des différences d'un demi-pouce jusqu'à un pouce, et dans des verres du n.° 20 jusqu'à 150, des différences progressives de deux pouces jusqu'à vingt, en raison directe de la diminution de la force des verres. Malheur donc aux personnes qui seront forcées de se fier aux fabricans pour le choix des verres !.... Par la modicité des prix établis, cause de la concurrence, ces derniers ne peuvent pas donner l'exactitude nécessaire à leurs ouvrages, qui ne sont pas soignés comme il conviendrait, les ouvriers eux-mêmes ayant perdu depuis assez long-temps les bonnes traditions.

Enfin, dans le numéro 38, 17 septembre 1842, de la *Gazette médicale*, dans le compte-rendu de la séance du 13 septembre de l'Académie de médecine, on lit ce qui suit :

Rapport de M. Thyllaye sur un mémoire de M. Fierens.

« M. Tyllaye fait un rapport sur une prétendue » méthode nouvelle pour le traitement de plusieurs » maladies des yeux, par M. Fierens, et il s'ex- » prime ainsi :

» Aucun régime particulier, aucun traitement » pharmaceutique n'est requis dans cette méthode. » Le point fondamental qui la constitue, est d'as- » sujétir tous les jours les malades à faire une lec- » ture pendant plusieurs heures avec des lunettes. » A mesure que la vue s'améliore, on augmente la

» grandeur des caractères qu'on lui fait déchiffrer, » ainsi que le diamètre des verres bi-convexes, à » travers lesquels ils doivent regarder. La durée » du traitement est, terme moyen, de deux mois.

» Le mémoire de M. Fierens contient plusieurs » observations de guérison d'amauroses. La même » méthode est également applicable au traitement » du strabisme, de la myopie. L'auteur l'indique » aussi pour la cataracte commençante : il avoue » aussi que, quand ce moyen ne réussit pas à en- » traver la marche de l'affection, il a pour effet de » hâter ses progrès.

» Les considérations théoriques, dit M. le » rapporteur, ne peuvent rien prouver contre des » faits bien circonstanciés et authentiquement éta- » blis.

» En conséquence, quelque extraordinaires qu'ils » nous paraissent, nous ne pouvons nier les résul- » tats annoncés par l'auteur.

» Les conclusions de déposer ce travail aux ar- » chives, sont adoptées. »

Je constaterai d'abord que M. Fierens ajoute la cataracte au nombre des maladies des yeux que M. Cunier a déjà avoué pouvoir être guéries par l'usage des verres de lunettes.

Quant aux cures que M. le rapporteur de la commission de l'Académie de médecine dit avoir été opérées par M. Fierens, je n'y crois pas, si le traitement employé a été tel que M. Thillaye l'a décrit.

M. Fierens se sert de verres bi-convexes : Je

prétends, moi, que cette espèce de verres ne peut être employée avec avantage que tout au plus deux fois sur cent. J'ai dit plus haut les cas où ils pourraient être utiles. Aussi, je ne m'étonne pas de la note que M. Fierens ajoute à la fin de son travail : « Si ce moyen ne réussit pas, dit-il, à entraver la » marche de la maladie, il a pour effet de hâter » ses progrès. » De sorte qu'il ne craint pas, lui, de jouer avec les malades quitte ou double.

Enfin, à qui persuadera-t-on que, pour constater le bon effet des moyens qu'il emploie, il faut, « à mesure que la vue s'améliore, augmenter la » grandeur des caractères qu'on fait déchiffrer aux » malades ainsi que le diamètre des verres. » N'est-ce pas le contraire qu'il devrait faire? Et si, comme je veux bien le penser, c'est une simple erreur de rédaction de la part de M. le rapporteur, pourquoi M. Fierens ne l'a-t-il pas relevée?

Deuxième Partie.

COMPARAISON DE LA MÉTHODE ANCIENNE AVEC LA MÉTHODE NOUVELLE.

MÉTHODE ANCIENNE.

Les remèdes qu'on a mis en usage jusqu'à ce jour pour guérir les ophtalmies rétiniennes, l'amblyopie amaurotique, l'amaurose (goutte sereine), ont été les saignées, les sangsues, les setons, les cautères, les vésicatoires ; et dans les ophtalmies on y a ajouté la pierre infernale, les pommades mercurielles, l'opium, etc.

A quels résultats parvient-on par l'usage de ces moyens ? Dans les ophtalmies rétiniennes, il arrive presque toujours qu'un œil s'atrophie ou se couvre d'un pannus plus ou moins épais qui rend l'œil aveugle ou très-faible. Oui, bien des fois, l'oculiste se trouve très-heureux si, après avoir combattu l'ophtalmie, le malade peut encore se servir faiblement *d'un œil*. Quant à l'amblyopie amaurotique et à l'amaurose, on n'a pu jamais obtenir le moindre résultat avantageux.

Si les malades atteints d'une amblyopie ou d'une amaurose, au lieu de consulter un médecin, ou d'employer des remèdes par eux-mêmes, s'étaient abandonnés à la nature, un bon nombre d'entre eux ne seraient jamais devenus aveugles, et les autres n'auraient perdu la vue que très-lentement.

MÉTHODE NOUVELLE.

Dans le traitement de toutes les maladies des yeux, il n'entre aucun moyen pharmaceutique : les seuls remèdes sont des verres de lunettes, et ils sont applicables à toutes les maladies dans lesquelles le malade peut voir avec eux mieux qu'à l'œil nu.

Les bons effets de ce traitement se font sentir si rapidement, qu'au bout de vingt-quatre heures le malade éprouve un changement notable dans sa vue ; et dans les affections des yeux très-avancées, le changement est si extraordinaire, que si, en commençant le traitement, le malade ne peut voir qu'avec difficulté des lettres séparées du plus gros caractère, le lendemain il peut lire des syllabes entières d'un caractère moins gros.

RÈGLES GÉNÉRALES DU TRAITEMENT.

Si la maladie est très-avancée, dès les premiers jours en entrant dans le traitement, il faut changer les verres chaque jour, et même quelquefois deux à trois fois par jour; car, dès que les verres ont produit l'effet qu'on en attend, c'est-à-dire, lorsque la vue a gagné en force autant que les verres étaient en état d'en produire, il faut les changer immédiatement, puisque si l'on continuait de les employer, le malade ne verrait plus aussi agréablement, les yeux se fatigueraient et la vue s'affaiblirait plus rapidement qu'elle ne s'était améliorée.

Si, par une faute quelconque de la part du malade, ou par une influence atmosphérique, il s'opère un changement dans la vue, soit que sa faiblesse ait augmenté, soit que la maladie ait pris une autre direction, il faut que les verres soient immédiatement mis dans l'état que la vue réclame; sans cela, on verrait les mêmes effets que dans le cas précédent.

OPHTALMIE SIMPLE.

Si quelqu'un, ayant la vue faible ou courte, est atteint d'une ophtalmie simple, cette dernière est guérie radicalement en trois à cinq jours. Si elle a déjà duré trois à quatre semaines, sans qu'il se soit formé une taie ou un pannus, le traitement ne dure que dix à quinze jours.

OPHTALMIE RÉTINIENNE.

L'ophtalmie rétinienne, datant de cinq à dix jours, compliquée même d'un pannus assez fort pour rendre la vue confuse et trouble, est radicalement guérie au bout de huit à dix jours. Si elle est plus ancienne, et si l'opacité de la cornée est telle que le malade ne puisse pas distinguer le moindre objet de ce côté, et que l'autre œil lui-même commence à se troubler, la guérison radicale s'opère en deux à trois mois.

AMBLYOPIE AMAUROTIQUE.

L'amblyopie amaurotique se déclare ordinairement simultanément dans les deux yeux; si elle ne date pas de long-temps, elle est guérie radicalement dans un ou deux mois; si elle existe depuis quelques années, elle réclame un traitement de quatre à huit mois, et le malade ne peut parvenir à lire un caractère ordinaire qu'à la distance de six à huit pouces, mais très-bien sans lunettes.

Lorsqu'elle n'attaque qu'un œil, l'autre s'affaiblit immédiatement. Si elle ne date que de quelques mois, la guérison s'opère dans deux à trois mois, au point de pouvoir lire parfaitement bien des deux yeux sans lunettes. Mais si elle est plus ancienne, on voit, devant la rétine, une coloration blanche comme dans la cataracte commençante; alors il est difficile de sauver l'œil amaurotique, et ce n'est que très-rarement que l'on réussit à rendre la vue à cet œil aussi bonne que dans l'œil opposé.

AMAUROSE (Goutte Sereine).

L'amaurose se forme ordinairement dans un œil, et le rend complètement aveugle; l'autre œil peut bien rester bon ou faible d'un à dix ans; mais il finit toujours par devenir amaurotique (1). Si l'amaurose n'est pas encore complète, on obtient une parfaite guérison dans deux ou trois mois; mais lorsque l'amaurose est complète, on ne peut parvenir qu'à faire distinguer de cet œil les objets de grosse dimension, et sans cela il serait impossible de sauver l'autre œil. On peut parvenir à guérir parfaitement bien l'œil complètement amaurotique, mais seulement chez certains malades. Le traitement dure de deux à quatre mois.

Lorsqu'une amaurose nerveuse se déclare en même temps dans les deux yeux, elle fait des progrès si rapides qu'au bout de deux à quatre mois, la vue est complètement perdue. Dans les amauroses san-

(1) En général, s'il existe sur la cornée transparente d'un seul œil une tache ou un pannus assez épais pour le rendre aveugle au point que le malade ne puisse distinguer la moindre lumière en face, l'œil opposé ne manque jamais de devenir amaurotique.

guines, si leur existence provient de maladies vénériennes, elle n'avance qu'à pas lents. Dans ce genre d'amauroses, si la vue n'est pas encore complètement perdue, la guérison est toujours si parfaite, qu'après le traitement, le malade peut voir très-bien à l'œil nu. Dans le premier cas, la durée du traitement est de deux mois et demi à quatre mois, et dans le second, de quatre à six mois.

CATARACTE.

MÉTHODE ANCIENNE.

Tant qu'on a ignoré les grandes vertus des lunettes, c'était naturellement un grand bonheur pour l'homme souffrant d'avoir la ressource de l'opération chirurgicale de la cataracte ; mais, à présent, il nous est permis de jeter un coup d'œil sur les résultats qu'elle a produits.

Lorsqu'une amaurose précède la formation de la cataracte, ou qu'elle s'est formée simultanément, le malade, après l'opération, est aussi aveugle qu'auparavant. On trouve dans tous les pays cette complication d'affections, mais elle est plus nombreuse dans une contrée que dans l'autre. Jugeant d'après mon expérience, je crois qu'en France, c'est à Lyon que je l'ai remarquée le plus souvent ; quoique cette ville possède des chirurgiens très-habiles. Parmi les personnes qui s'y font opérer, on peut, sans exagération, en compter à peu près la moitié qui se trouve, après l'opération, dans l'état mentionné ci-dessus.

S'il arrive, pendant l'opération, un accident ; si, après elle, la malade conserve une inflammation, il n'a retiré de l'opération d'autre profit qu'une lueur, ou, tout au plus, il peut distinguer les objets de grosse dimension.

Dans les circonstances les plus heureuses, si l'opération a parfaitement réussi ; si, à sa suite, il ne survient aucun accident, au bout de quelques semaines ou de quelques mois, le malade est mis en état, *par le secours des lunettes*, de pouvoir lire, écrire, voir des objets éloignés, et parfois même aussi bien qu'avant l'invasion de la cataracte. Les verres à lunettes dont le malade peut se servir après l'opération, sont bi-convexes d'un pouce et demi jusqu'à quatre pouces ; on les appelle des lunettes de cataracte. *Mais, sans elles, le malade ne peut presque point se servir de ses yeux.*

MÉTHODE NOUVELLE.

La cataracte commence presque toujours par se former sur un œil et le rend complètement aveugle. L'œil opposé peut rester faible d'un à huit ans avant que la cataracte s'y déclare.

Si la cataracte n'est pas complète ; si le malade peut voir encore à lire un gros caractère avec un œil par le moyen des verres de lunettes appropriés à son état, après deux à trois mois de traitement, l'œil dans lequel la cataracte n'est pas complète est parfaitement bien guéri, et, pendant ce temps, la guérison de l'autre est tellement avancée, qu'avec le secours de lunettes le malade peut lire de cet œil un gros caractère. En continuant le traitement ou en le reprenant après une suspension de six à huit mois, on obtient également une parfaite guérison de l'œil où la cataracte a été complète. On peut même parvenir à une telle guérison, que le malade puisse lire des deux yeux parfaitement bien sans lunettes, et voir les objets les plus éloignés. Ces résultats se produisent dans toutes les cataractes, sans aucune exception.

MÉTHODE ANCIENNE.

STRABISME.

Depuis l'année 1839, M. Dieffenbach a introduit de nouveau l'opération du strabisme sur les sections tendineuses des muscles, et depuis, les chirurgiens dans tous les pays, l'ont imité. Ces Messieurs font si grand bruit des résultats merveilleux qu'ils produisent que, si je n'étais pas persuadé du contraire, j'aurais eu des regrets de n'être pas chirurgien.

Ceux qui veulent s'ériger en juges, doivent être sans préjugés et sans amour-propre ; c'est dans cet esprit que nous voulons examiner les résultats de ces opérations.

Au mois de juin 1840, dans une assemblée de l'Académie des sciences, M. le professeur Roux y tint un long discours au sujet de deux opérations qu'il avait pratiquées chez un jeune homme âgé de 19 ans et une jeune fille de 16 ans, et il finit à peu près en ces termes : *L'inflammation qui résulte de cette opération, disparaît très-lentement et est cause que l'opération produit plus de mal que de bien.* Depuis, plusieurs autres chirurgiens habiles et consciencieux ont démontré que, les suites de cette opération étant si funestes, elle devait être considérée comme nuisible plutôt qu'avantageuse.

Malgré les nombreux adversaires que l'opération du strabisme rencontre partout, il ne faut cependant pas nier ses bienfaits : on voit des résultats parfaits produits par elle ; mais ces bons résultats ne se présentent tout au plus que dans le cinquième des personnes qui sont opérées, et le reste demeure dans l'état que MM. les chirurgiens ont si souvent décrit.

Pour le bien de l'homme souffrant, il ne reste qu'à désirer que MM. les chirurgiens qui s'occupent de l'opération du strabisme, veuillent acquérir l'art de reconnaître les causes qui le produisent, pour être en état de juger des cas où l'opération pourrait être employée avec avantage.

STRABISME CONVERGENT DES DEUX YEUX.

Si le malade ne louche que faiblement des deux yeux, soit que cela résulte d'une faiblesse générale du corps datant de l'enfance ou de l'époque du développement, soit que cela provienne d'une habitude contractée en cherchant à imiter les autres enfans atteints de strabisme, la guérison s'opère parfaitement bien dans deux à huit jours.

STRABISME CONVERGENT D'UN OEIL.

(L'OEIL TOURNÉ VERS LE NEZ.)

L'œil atteint d'un strabisme convergent est presque toujours aveugle, et la vue de l'œil opposé presque toujours faible.

Si le strabisme date de la naissance ou de l'enfance la plus tendre, la guérison s'opère dans deux à quatre mois, au point que le malade peut lire et voir de loin très-bien à l'œil nu.

S'il est survenu dans l'âge avancé par suite d'une amaurose, l'œil est guéri parfaitement bien de son strabisme dans huit à quinze jours; mais on ne réussit que rarement à rendre la vue bonne de ce côté.

STRABISME DIVERGENT.

(L'OEIL TOURNÉ EN DEHORS.)

Le strabisme divergent ne date que rarement de la naissance, et ne se présente jamais aux deux yeux; s'il date de la première jeunesse, l'œil strabique est rarement aveugle ; mais s'il est survenu dans l'âge avancé, par cause d'une amaurose, l'œil strabique est presque toujours complètement aveugle. Dans le premier cas, le traitement dure trois à quatre mois, et l'individu parvient à y voir très-bien des deux yeux ; dans le dernier cas, si l'œil n'est pas encore complètement aveugle, il est parfaitement guéri du strabisme en trois à quatre jours, et la vue de cet œil devient aussi bonne que celle du côté opposé. Dans le cas contraire, l'œil est guéri du strabisme dans trois à quatre semaines ; mais on ne réussit que rarement à rendre la vue bonne de ce côté.

MÉTHODE ANCIENNE (OU NOUVELLE).

MYOPIE.

La myopie a été considérée jusqu'à ce jour non seulement comme incurable, mais jamais médecin n'a essayé de la traiter.

M. Bonnet, chirurgien en chef de l'Hôtel-Dieu

de Lyon, dans son Traité des sections tendineuses et musculaires, dit que le grand nombre d'opérations qu'il a faites sur des personnes atteintes de strabisme, l'a mis à même de guérir ou d'améliorer les vues myopes, en opérant simplement la section du muscle du petit oblique. Il cite Florent Cunier, de Bruxelles, qui aurait obtenu les mêmes effets par la section du grand oblique du muscle droit. Quelle confiance pouvons-nous avoir au témoignage de Florent Cunier?

Examinons la myopie dans son origine. Elle reçoit son existence en quatre différentes périodes de la vie humaine.

1.° Dans la naissance, en général, si un enfant porte cette maladie avec lui, c'est que le père ou la mère est atteint de la même maladie.

2.° A l'âge de quatre à sept ans, cause des scrophules.

3.° A l'âge de treize à quatorze ans, cause des maladies du sang; en se présentant, cette maladie est déjà accompagnée d'une amaurose.

4.° A l'âge de quinze à dix-sept ans, cette maladie est causée par une faiblesse générale du corps; en se présentant, elle est déjà accompagnée d'une lassitude de la vue.

Les myopies de naissance, je les partage en deux classes principales :

1.° Si la face extérieure du globe de l'œil est plate, la pupille serrée, je l'appelle *myopie déréglée*. La personne atteinte d'une telle myopie a la vue très-courte, elle ne peut lire avec des lunettes beaucoup plus loin qu'à l'œil nu. Cette maladie a de fortes dispositions à la faiblesse de la vue et même aux amauroses ; 2.° Si la face extérieure du globe de l'œil se présente convexe, et la pupille élargie, je l'appelle *myopie réglée*. La personne atteinte d'une telle myopie peut voir avec le secours de lunettes aussi bien qu'une personne douée de la meilleure vue. Cette myopie n'acquiert une faiblesse de vue que très-rarement.

Si M. Bonnet avait dit quel genre de myopie il peut guérir ou améliorer par l'opération, nous l'aurions volontiers cru sur parole sans qu'il eût eu besoin d'en citer d'autres qui eussent produit les mêmes effets que lui, et même sans désigner des malades qu'il aurait guéris ou dont il aurait amélioré l'état. Mais qu'il guérisse, comme il le dit, tout genre de myopie, c'est impossible.

MÉTHODE NOUVELLE.

MYOPIE DÉRÉGLÉE.

Pour guérir radicalement la myopie déréglée, il faut commencer, à l'âge de huit ans, un traitement de deux à trois mois de durée. Un an après, on pratique le même traitement, que l'on renouvelle la troisième année : à cette époque, on parvient à guérir le malade au point qu'il peut y voir aussi bien que celui qui est doué de la meilleure vue.

Si l'on commence le traitement après l'âge de dix ans, on ne peut obtenir qu'une amélioration sensible ; et plus l'individu est avancé en âge, moins on peut allonger sa vue, ou lui donner la facilité de bien voir avec des lunettes.

MYOPIE RÉGLÉE.

Pour obtenir une guérison radicale dans la myopie réglée, le traitement doit être commencé, chez les garçons, à l'âge de dix à douze ans, et chez les filles, de dix à onze ans. A l'âge de vingt-quatre ans on peut encore obtenir une grande amélioration : plus tard, on ne peut allonger la vue que de la distance qui a été perdue par l'emploi des lunettes mal appropriées.

Dans la myopie causée par les scrophules, on peut obtenir presque dans tous les âges une parfaite guérison : le traitement est de quatre à dix semaines.

Dans la myopie causée par les maladies du sang, on ne guérit radicalement que l'amaurose ; quant à la portée de la vue, on ne peut l'allonger que de quelques pouces ; mais le malade est mis en état de travailler et de voir de loin avec le secours des lunettes sans fatigue et agréablement. La durée du traitement est de quatre à sept semaines.

Dans la myopie causée par une faiblesse du corps, si l'on commence le traitement de 18 à 22 ans, on obtient toujours une guérison parfaite; plus tard, on peut donner beaucoup plus de longueur à la vue, mais il est rare qu'on réussisse à la rendre aussi bonne que celle des personnes douées de la meilleure vue : le traitement dure de deux à trois mois.

PRESBYOPIE.

La presbyopie datant de la première jeunesse et même celle qu'on a acquise plus tard jusqu'à l'âge de 30 ans, est toujours parfaitement bien guérie, au point que le malade peut voir de près et de loin aussi bien qu'une personne douée de la meilleure vue : le traitement dure deux à trois mois.

La presbyopie acquise quand la trentième année est passée, si elle ne date que de quelques années, est toujours aussi bien guérie que dans le cas précédent, par un traitement de six à huit semaines. Si elle est très-avancée, il est difficile de la guérir radicalement, mais on obtient toujours une grande amélioration.

CONCLUSION.

De tout ce qui précède, il ressort que trois conditions sont indispensables pour l'emploi rationnel des verres de lunettes, dans le traitement des affections des yeux :

1.° La connaissance parfaite des verres. J'ai prouvé qu'il ne fallait pas trop se fier au commerce, si l'on ne veut pas être exposé à de fâcheuses méprises.

2.° La connaissance de l'action des verres sur l'œil sain.

3.° La connaissance de l'action des verres sur l'œil, dans ses divers états de maladie. Nous avons vu que les sensations du malade ne peuvent pas guider la personne qui les met en usage. Il est nécessaire, ai-je dit, de connaître le langage des yeux, en réponse, si je puis m'exprimer ainsi, à l'action des verres, qu'il faut modifier à l'infini, et cela presque toujours pour chaque œil en particulier, par rapport à leur qualité et à leur degré; car c'est de ces bonnes modifications que dépendra le succès ou l'insuccès du traitement.

Je terminerai par une observation dont tout le monde appréciera l'importance.

Il ne suffit pas de connaître les verres propres à combattre une lésion oculaire : il faut, de la part des malades eux-mêmes, un travail plus ou moins soutenu selon les circonstances, et une exactitude à ce travail, sans lesquels il n'est pas de traitement possible avec chance de succès. Aussi ne doit-on pas entreprendre un traitement, si, par sa position dans le monde, le malade ne peut pas remplir les conditions voulues et indispensables.

TABLE DES MATIÈRES.

STRABISME.

GUÉRISONS OPÉRÉES A BORDEAUX.

EN VOIE DE GUÉRISON.

SECONDE PARTIE.

MÉTHODE ANCIENNE.

MÉTHODE NOUVELLE.

CATARACTE.

MÉTHODE ANCIENNE.

METHODE NOUVELLE.

STRABISME.

MÉTHODE ANCIENNE.

MÉTHODE NOUVELLE.

MYOPIE.

MÉTHODE ANCIENNE OU NOUVELLE.

MÉTHODE NOUVELLE.

PRESBYOPIE.

CONCLUSION.

www.ingramcontent.com/pod-product-compliance
Lightning Source LLC
LaVergne TN
LVHW020336230826
846091LV00003B/896

* 9 7 8 2 0 1 9 6 3 8 0 8 5 *